第2版

歯科生理学実習

Practice for Dental Physiology

編集

岩田幸一

井上富雄

船橋　誠

加藤隆史

重村憲徳

篠田雅路

小野堅太郎

執筆（執筆順）

日本大学歯学部特任教授
岩田幸一

九州歯科大学教授
小野堅太郎

東京医科歯科大学大学院教授
上阪直史

鶴見大学歯学部教授
奥村　敏

日本大学歯学部教授
篠田雅路

大阪大学大学院教授
加藤隆史

東京歯科大学教授
澁川義幸

北海道大学大学院教授
船橋　誠

松本歯科大学教授
北川純一

北海道医療大学歯学部教授
石井久淑

日本大学松戸歯学部教授
吉垣純子

大阪歯科大学教授
合田征司

松本歯科大学教授
増田裕次

九州大学大学院教授
重村憲徳

明海大学歯学部教授
村本和世

京都光華女子大学短期大学部教授/
昭和大学名誉教授
井上富雄

日本歯科大学新潟生命歯学部教授
佐藤義英

新潟大学大学院教授
山村健介

鹿児島大学大学院教授
齋藤　充

医歯薬出版株式会社

第 2 版発刊にあたって

本書は歯学部および歯科大学において，生理学および口腔生理学を学ぶ学生が座学だけでは理解が困難な生理現象を実際に目で見，手で触れて体験することによって，より理解を深めることを目的に編纂された．

第 2 版では，初版の内容を大幅に変更し，より口腔生理学に特化した実習内容を増やし，歯科医師にとって必要と思われる項目を盛り込むことを念頭において改訂した．

生理学では，対象となる臓器や器官の形態，あるいはそれを構成する要素の名称を覚えるだけでなく，それぞれの臓器や器官がいかなる機能を有するか，あるいはその機能がいかなるメカニズムで発揮されるかを理解しなければならない．形態学における標本などとは異なり，生理学では機能やメカニズムを評価するため，動きや力などのエネルギー量を客観的な数値に置き換える必要がある．それゆえ，観察されたさまざまな現象を，ある単位を持ったエネルギー量として表現し，刺激に対する変化量やエネルギー量の経時的変化など，さまざまな関連因子との関係を求めなければならない．このように，形態として表すことができないエネルギー変化を座学だけで理解するのは至難の業である．一方で，生理学や口腔生理学では毎日の生活の中で自分自身がいつも経験している身体の働きや感覚を対象としているため，取り扱う内容が常に身近に存在する学問であるともいえる．本書では，日ごろ経験している全身および口腔機能のメカニズムを理解するという観点から，ヒトを対象とした実際の動きや力，あるいは感覚強度を測定し数値化する実験と，ヒトの機能を模倣した動物モデルを用いた実験を選択した．

各項目は歯科医師を目指す学生にとって特に必要と思われる内容であるが，限られた講義時間の中ですべての実験を行うことは不可能である．それぞれの講座において重要と思われる内容を選択し，講義の内容にマッチした実習スケジュールを組み立てていただければ，本書の目的は十分に達成できるものと考える．

最後に，お忙しいなかご執筆いただいた先生方に深甚なる謝意を表したい．また，医歯薬出版の諸氏に心より御礼申し上げる次第である．

2022 年 2 月

執筆者代表　　岩田　幸一

歯科生理学実習

目次

第３編　顎口腔系の機能に関係した実習

実験の心得

生理学および口腔生理学は身体を構成する一つひとつの臓器がいかなる機能をもっているか，また，それぞれの臓器を構成する細胞がいかなるメカニズムで働いているかを明らかにする学問である．各臓器や細胞は，それぞれ特有な機能をもっていることから，座学だけですべてを理解することは難しい．座学では得られない臓器や細胞の働きを理解するためには，直接，目で見，手で触れることが必要である．それゆえ，生理学実習では，われわれ自身が被験者となる場合や，あるいは生きた動物を対象とする項目がほとんどである．

ヘルシンキ宣言では，ヒトを対象とした生物医学研究は，診断・治療・予防法の改善，および病気の原因と発病の理解を目的とするものでなくてはならないと記載されている．ヒトを対象とした実習は人道的および倫理的配慮の下，この宣言に準拠して実施されなければならない．さらに，実習を始める前には，各大学に設置されている倫理委員会によって実習内容に関する審査を受けることが望ましい．一方，動物を対象とする場合にも，①動物に対する苦痛をできるだけ軽減する（refinement），②使用動物数をできるだけ減らす（reduction），および，③できるだけ代替法を探す（replacement）という，3R の原則に従って実習を実施する必要がある．また，ヒトを対象とした実習と同様に動物を用いる実習においても，大学あるいは研究所などに設置されている実験動物委員会で内容のチェックを受け，承認されたものであることが必要である．

実際に生理学あるいは口腔生理学の実習によって得られる結果は，形態学における実習によって得られるものと異なり，時間や強度などの要素を含む場合が多い．そのため，データ解析が非常に重要なウエートを占めることになる．データ解析に関しては本書の各項目に記載されている内容をよく読み，正しい方法を用いて解析しなければならない．得られた結果は，最終的にレポートとしてまとめることによって，データに関する理解をさらに深めることができる．レポートには，目的，材料，方法，結果，考察および文献を記載する．目的はなぜこの実習を行ったかを，材料に関しては実際に実習で用いた機器や材料を記載し，方法も実習で行ったとおりに記載する．結果に関しては，グラフや表を作成し，それぞれに必ず詳細な説明を加える．考察では，メカニズムに関する文献的なデータと実際に得られたデータとを比較しながら得られた結果の意味を考える．

以上，生理学および口腔生理学実習を行う場合には，実習に関するさまざまなルールを守り，真摯な態度で臨んでいただきたい．実習は，あくまでも実際に経験することによって理解を深めるために行うもので，決して傍観者にならず，積極的に参加することが望ましい．

第 1 編

動物を用いた実習

1. 神経の興奮伝導
2. 骨格筋の収縮
3. 骨格筋の膜電位

1

神経の興奮伝導

A 概　説

本実習では，ウシガエルの坐骨神経標本を用いて電気刺激による複合活動電位を記録する．この実習経験を通して，神経の興奮伝導メカニズムへの理解を深めることができる．

人類の歴史において「われわれがなぜ動けるのか．また，なぜ外環境を感じることができるのか」は長らく謎であり，古代ギリシャのアリストテレスをはじめとする多くの哲学者にとって思考の種となっていた．解剖において，血管と並走する乳白色の線維に触れると筋肉がびくびくと収縮することから，その線維はラテン語で nervous（「びくびくする線維」の意）と命名された．当時のヨーロッパの宗教的背景から，nervous は動物を動かす「神」の指令経路として知られていた．日本では，江戸末期にオランダ語で書かれた医学書の翻訳本「解体新書」が出版され，その書物で初めて「神経」と意訳される．ほどなくして 18 世紀末，イタリアの医学教授 Galvani により「神ではなく，“電気”が神経を伝わって筋肉が収縮する」と主張されることになった．Galvani は実験にカエルの坐骨神経を用いたとされており，本実習もこれに倣う．

その後の研究にて，実際は電気伝導ではなく，電気刺激により発生した活動電位の連鎖反応（興奮伝導）によることが明らかにされた（Hodgkin と Huxley）．さらに，単一イオンチャネル電流の記録（Neher と Sakmann）と Na^+チャネル分子の同定（野田ら）によって，神経の興奮伝導は物理・化学現象として理解できる状況に至っている．本実習では，カエルの命に対する尊厳に加えて，神経に関する人類の叡智に対しての尊敬の念を忘れてはならない．

摘出する坐骨神経は神経軸索の束であり（神経束），下肢の運動・感覚を担っている．末梢神経線維はいくつかのグループに分類されており，一般的な実習実験環境では，有髄 A 線維の 4 種（Aα，Aβ，Aγ，Aδ）が対象となる．Aα から Aδ の順に軸索直径が小さく，伝導速度が遅くなる．機能としては，Aα が骨格筋支配・筋感覚，Aβ が触圧覚，Aγ が錘内筋支配，Aδ が温度感覚・痛覚とされている．電気生理学実験において末梢神経線維をグループ分けする最も有効な方法は，できるだけ長い神経束標本を作製することである．足の速い人と遅い人を分けるには，短距離ではなく長距離を走らせて到達時間の差を大きくすればよい．よって，検体としては小型よりも大型のカエル（ウシガエル）を用いれば長い神経束が得られるので，伝導速度の異なる神経グループを分けることができる．

電気刺激装置やオシロスコープ，神経束を設置する記録チャンバーは，実習を行うそれぞれの施設で異なる．本項では，最低限の設備・構成を考慮して，手順と原理について説明する．より適切な設備があれば，より高度な実験・解析が可能となる．電気信号記録における種々のアーチファクト（電気ノイズ）を除去する処置はすでになされているものとする．

B 目　的

・神経への電気刺激および細胞外記録法について理解する．
・得られた結果から活動電位の発生・伝導メカニズムを理解する．
・神経伝導ブロックについて理解する．

C 実験項目

I 標本の作製

1）材料と方法

(1) 材　料

1. 検体（成体ウシガエル），骨切バサミ，ゾンデ
2. 外科用ハサミ，有鈎ピンセット，解剖用トレイ，ビニール袋（組織回収用），紙ナプキン，木綿糸，眼科用ハサミ（直），冷血動物用生理食塩水（0.6％食塩水），シャーレ，解剖用ピンセット
3. 坐骨神経標本，記録チャンバー，ワセリン（流動パラフィンと混ぜて適当に軟化），冷血動物用生理食塩水（0.6％食塩水），各種接続コード，電気刺激装置，定電流アイソレータ，オシロスコープ（2チャンネルのADコンバータを介してパソコンで記録）

(2) 方　法

1. 安楽死

ウシガエルを安楽死させる．氷を入れた4℃の冷水に全身を数分間漬けて冷却麻酔したのち，すばやく金切バサミにて延髄部分を骨ごと切断する（**図 1-1A**）．切断部の脊柱管から頭蓋内へゾンデを刺入して脳組織を破壊し，脊髄内にもゾンデを刺入する（**図 1-1B**）．

2. 坐骨神経の剖出

外科用ハサミにて頸部の皮膚を1周切開し，頭部を片手でしっかり保持した状態で，もう片方の手で皮膚を一気に剝ぎ取る（**図 1-1C**）．頭部を切除したのち，体部を解剖用トレイに置き，外科用ハサミと有鈎ピンセットを用いて腹部筋肉と内臓を除去する．このとき，背部にある坐骨神経を傷つけないように注意する．剖出に必要のない切断した組織をビニール袋にまとめて，解剖用トレイを紙ナプキンで掃除する．

解剖用トレイにウシガエル下肢を置き（**図 1-1D**），脊柱下部から両側に坐骨神経が腰部に入っていることを確認する．解剖用ピンセット1組を使って，脊柱から出ている太い神経（坐骨神経）を木綿糸で結紮し，中枢側の神経を眼科用ハサミで切断する（**図 1-1E**）．剖出時は，この結紮糸を解剖用ピンセットで摘まんで作業し，直接神経を傷つけることがないように注意する．剖出中の乾燥を防ぐため，冷血動物用生理食塩水で適宜濡らさなければならない．

どこまで剖出するかは記録チャンバーの大きさに依存するが，短くても膝関節までは必要である（あらかじめ遠位部も結紮しておくと摘出しやすい）．長くても踵までで十分である．坐骨神経は両側2本を摘出しておく．剖出後は，冷血動物用生理食塩水を満たしたシャーレに標

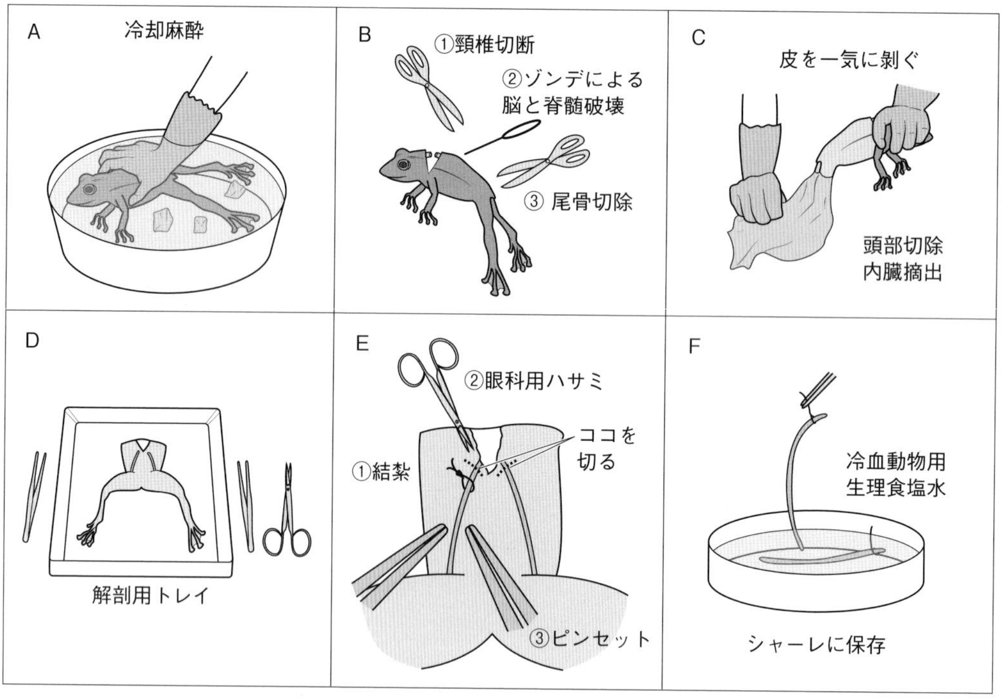

図 1-1　坐骨神経標本の作製

A：カエルの冷却麻酔（カエルのみ適用可），B：①金切りバサミで頸椎を切断し，②ゾンデ刺入にて脳と脊髄を破壊，③尾骨を切除，C：一気に皮を剝ぎ，頭部を切除して内臓を摘出する，D：カエルの下肢のみを解剖用トレイに置く，E：坐骨神経を①木綿糸で結紮し，中枢側を②眼科用ハサミで切断したのち，③解剖用ピンセットで剖出する．剖出の際は神経に直接触れず，結紮糸を摘まんで行う，F：シャーレに生理食塩水を入れ，標本を保存する．

本を漬けておく（**図 1-1F**）．

3．標本の設置

記録チャンバーの基本構造は，刺激電極と段階的に遠位に設置された記録電極からなる（**図 1-2**）．坐骨神経標本の断端に刺激電極が来るように記録チャンバーに置く．刺激電極と記録電極の間には，アーチファクトを減ずるためのアース端子を設置する場合がある．また，生理食塩水に浸漬するタイプのチャンバーでは，生理食塩水から絶縁するために軟化させたワセリンで電極を覆う．

Ⅱ　時値の測定

1）材料と方法

（1）材　料

坐骨神経標本，実験Ⅰの機器一式，グラフ用紙，定規，筆記用具

（2）方　法

1．刺激電極の接続

図 1-2 に記録チャンバーへの機器の接続例を示す．矩形波を精密に出力できる電気刺激装置

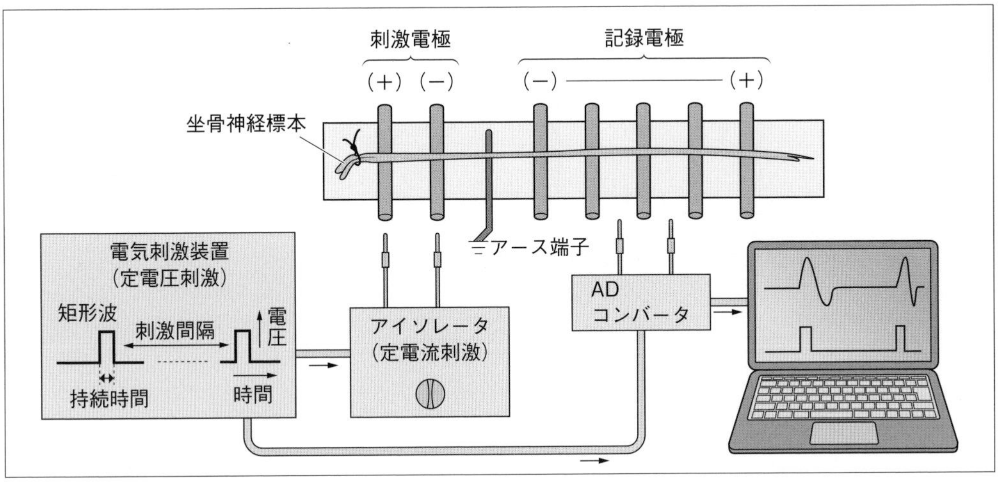

図 1-2　記録チャンバーと機器の接続

刺激電極は，2 つの電極が対に並んでいる双極電極となる．記録電極は複数あるが，任意の 2 本に接続して記録を行う．電気刺激装置にて矩形波刺激の設定を操作し，定電流アイソレータを介して電気刺激を行う．パソコンには AD コンバータを接続し，1 チャンネルは電位差の記録を行い，2 チャンネルに電気刺激装置からの刺激波形を取り込ませる．

の出力先に定電流アイソレータをつないで刺激を行う．電気刺激装置の出力は分岐させて，オシロスコープ（コンピュータ）にもつなぐ．矩形波出力の少し前から掃引させるように設定する．オシロスコープにて矩形波の形状が正しいかどうか，電気刺激装置で持続時間を変更したら正しく変化しているかどうかを確認する．機器の動作を確認できたら，標本の断端側の電極 A にアイソレータの陽極をつなぎ，記録電極 B 側に陰極をつなぐ（**図 1-3**）．

2. 記録電極の接続

オシロスコープにつながっている陰極を電極 C につなぎ，その横の電極 D に陽極を接続する（**図 1-3**）．オシロスコープは，陰極側の電位に対する陽極側の電位差を経時的に記録する装置である．波形が上に動けば電位差が正，下に動けば負を示しており，基線の状態では電位差なし，を示している．

3. 各刺激持続時間における閾値の測定

矩形波の持続時間を 10 μs に設定し，アイソレータからの刺激強度を上げていく．すると，刺激時より少し遅れて波形が山のように出現してくる（これが複合活動電位）．山が出るか出ないかの刺激電流の強度（閾値）を記録する．次に，持続時間を 20 μs に設定し，同様の操作により閾値を記録する．この操作を 30，40 μs，・・・100，200 μs，・・・1,000，2,000 μs，・・・と長くしていき 10,000 μs まで記録する．

2）データ解析

・グラフ用紙を使って，得られたデータから刺激強度－時間曲線を作成する（**図 1-4**）．x 軸に矩形波の持続時間（μs）をとり，y 軸のアイソレータの電流強度から刺激電流閾値を読み取る．各プロットを曲線でつなぐ．

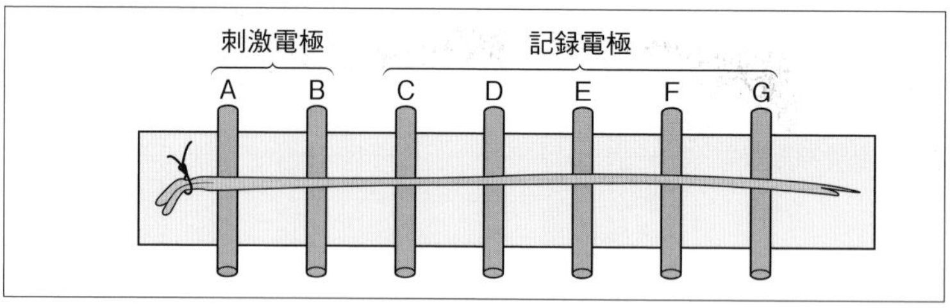

図 1-3　記録チャンバーへの電極接続

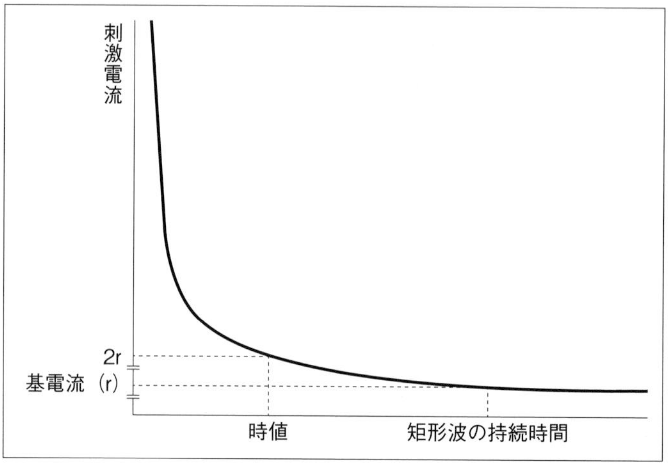

図 1-4　刺激強度－時間曲線

・グラフから，持続時間が長くなってくると，ある一定の刺激電流閾値に固定されることが読み取れる．この電流値を基電流という．基電流の 2 倍の値を取るときの持続時間を読み取る．この時間を時値（クロナキシー）という．

3）考察事項

・刺激持続時間と複合活動電位の閾値の関係について考察する．
・時値の大小がどのような意味をもつかを考察する．

Ⅲ　電極入替と不応期の測定

1）材料と方法

（1）材　料

実験Ⅱと同じ材料，測定機器を使用．

（2）方　法

1．刺激電極の陽極と陰極の入れ替え

矩形波の持続時間を 200 μs に設定し，アイソレータからの刺激強度をゆっくりと上げていくと山が大きくなり，山の後に谷ができるようになる（二相性）．十分に上げると形が変わらなくなる（極大値）．その刺激強度のまま，刺激電極 A と B の陽極と陰極を入れ替えてみる（**図**

1-3).

2. 記録電極の陽極と陰極の入れ替え

刺激電極の入れ替えを元に戻し（A：陽極，B：陰極），今度は記録電極CとDの陽極と陰極を入れ替えてみる（**図1-3**）.

3. 不応期の測定

刺激電極と記録電極の陽極と陰極を元に戻した状態（**図1-3**）で，複合活動電位（極大値）を発生させる．電気刺激装置の設定を変更し，矩形波が1秒後に2発目が出るように設定する．この時間間隔を徐々に狭めていったときの2発目の複合活動電位の山におけるピーク電位を記録する.

2）データ解析

・刺激電極と記録電極の入れ替えをした前後の波形を並べてみる.

・グラフ用紙を使って，2発目の時間間隔を狭めていったときのピーク電位をグラフにする．x軸に時間間隔（ms）をとり，y軸にピーク電位をとる．各プロットを曲線でつなぐ.

3）考察事項

・刺激強度を上げると小さい複合活動電位が発生し（閾値），徐々に大きくなり一定に落ち着く（極大値）．この現象を，全か無かの法則に従う活動電位との関連から考察する.

・活動電位は刺激電極の陽極と陰極のどちらで発生しているかを考察する.

・記録電極のつなぎ方と複合活動電位の山と谷の関係性について考察する.

・2発目の刺激間隔を短くすると複合活動電位が小さくなり，いずれ消失する現象（不応期）について，活動電位・イオンチャネルレベルで考察する.

・不応期が興奮伝導において必須である理由について考察する.

Ⅳ 峰分れ：伝導速度と閾値

1）材料と方法

（1）材　料

実験Ⅱと同じ材料，測定機器を使用.

（2）方　法

1. 記録電極の陰極を刺激電極Cに接続したまま，記録電極の陽極を最遠位の電極Gに接続する（**図1-3**）．この状態でアイソレータからの刺激強度を上げていき，複合活動電位の形から極大値までもっていく．波形の記録後，刺激電極FとGの間の神経を挫滅させる（**図1-3**）．挫滅は，ピンセットで強く摘まんだり，木綿糸で結紮して行う．再度，極大値での複合活動電位を記録する.

2. 記録電極の陰極を，遠位に順次移動させて（C→D→E→F）複合活動電位（極大値）を記録する（**図1-3**）．記録電極の陰極が最遠位に接続された状態（記録電極の陽極と陰極が並んだ状態）で，複合活動電位が4つの波形のピークに「峰分れ」していることを

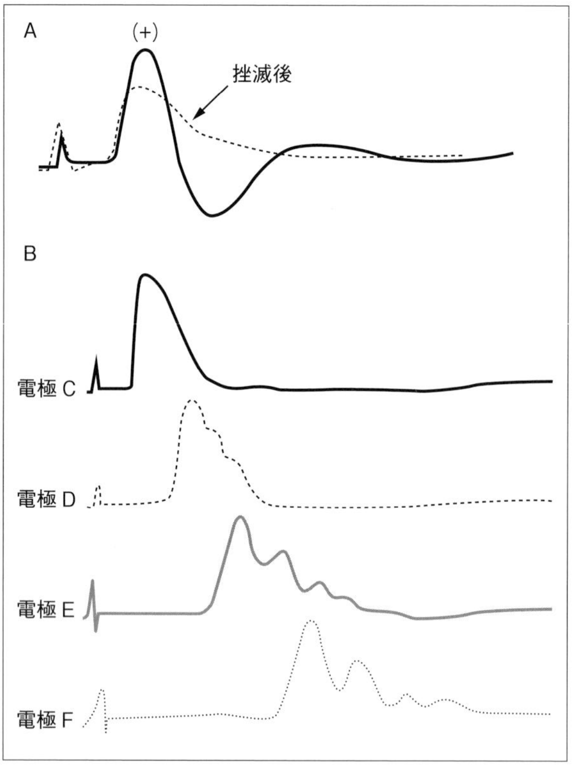

図 1-5　複合活動電位の波形の重ね合わせ
A：挫滅前後，B：遠位での記録による潜時の延長と峰分れ

確認する．

3. 最遠位から記録状態（**図 1-3**）で，アイソレータのつまみをゼロに戻し，刺激強度をゆっくりと上げていく．各波が出現する刺激強度を記録する．

2）データ解析

・挫滅前後の波形を重ね合わせる（**図 1-5A**）．挫滅前の谷の部分が大きく減弱して，山だけの単相性波形になっているかを確認する．

・記録電極の陰極を遠位にずらすことで得られた波形を重ね合わせ（**図 1-5B**），刺激から波形のピークが観察されるまでの時間（潜時）と峰分れが記録部位の違いでどのように起きているかを比較検討する．

・刺激電極の陰極から，記録電極の陰極までの神経束の長さを定規で測定する．峰分れしている 4 つの山のピーク到達時間を波形から読み取り，それぞれの山の伝導速度（m/s）を計算する．

3）考察事項

・複合活動電位の谷がなぜ発生し，挫滅によりなぜ減弱したかを考察する．

・記録電極（陰極）を遠位にずらすと潜時が延長し，峰分れが生じる理由について考察する．
・計算した伝導速度から，それぞれの山が有髄 A 線維の 4 種（A α，A β，A γ，A δ）のどれに分類されるかを考察する．
・推定された神経グループの伝導速度と閾値の関係と跳躍伝導について考察する．

V　伝導ブロック

1）材料と方法

（1）材　料

実験Ⅱと同じ材料，測定機器を使用．冷血動物用生理食塩水（0.6％食塩水）の氷小片，2％リドカイン（もしくは 100％エタノール），小綿球

（2）方　法

1. 刺激電極から最遠位（F：陰極，G：陽極）に記録電極を設置した状態で行う．電気刺激装置の設定から刺激を 1 Hz（毎秒 1 回）で自動出力するように設定し，極大値となるようにアイソレータからの刺激強度を調節する．記録電極 E と F の間の神経束に氷（冷血動物用生理食塩水）を置き（**図 1-3**），複合活動電位の変化を経時的に 5 分以上記録する．冷却法については，各実験施設のセットを用いて行ってもよい．
2. 記録電極の陰極を，冷却で障害を受けた部位を刺激電極側に 1 つ跨いで電極 E に接続する．同様の刺激条件で経時的記録を行いながら，2％リドカイン（もしくは 100％エタノール）で十分に湿らせた小綿球を刺激電極側の神経束に軽く置く（**図 1-3**）．複合活動電位の変化を 5 分以上記録する．

2）データ解析

・冷却および薬物処理後の複合活動電位波形を適切な時間間隔で重ね合わせる．
・設定した各時間における潜時や波形振幅の変化について表にまとめる．

3）考察事項

・冷却や薬物投与による潜時や波形振幅の変化がなぜ起きたかを考察する．
・冷却や薬物投与による各神経グループ（各種神経線維）への影響の違いについて考察する．

2

骨格筋の収縮

A 概　説

神経－骨格筋標本を用いた実習は神経生理学の理解を深めるためにとても有用である．骨格筋は動物の筋肉の1種であり，組織学的には横紋筋で，随意的に収縮が調節されている．骨格筋は多数の筋線維（1個の細胞）とその筋線維の間を埋めて束ねる結合組織からなる．筋線維は多数の筋原線維が集合してできた構造をしており，筋小胞体により囲まれている．骨格筋の収縮は中枢神経からの指令を脊髄にある運動神経が受け，運動神経で発生した活動電位が神経筋接合部（運動神経と筋線維の結合部位）まで伝わり，神経筋接合部でシナプス伝達が起こることで筋線維に活動電位が発生する．この電気的興奮が筋線維内の Ca^{2+} 放出を介してアクチンとミオシンを駆動し，筋線維が収縮する．電気的興奮が終わると，Ca^{2+} は筋小胞体内へ能動的に取り込まれ，筋線維は弛緩する．

B 目　的

骨格筋の収縮メカニズムや収縮の特性を理解する．筋収縮は等張性収縮と等尺性収縮に区別される．ここでは刺激強度と単収縮の大きさとの関係，加重と単収縮との関係，筋肉の疲労，強縮を解析し，考察する．このために，ウシガエル坐骨神経－腓腹筋標本を用いて，坐骨神経あるいは筋肉を刺激しながら腓腹筋の単収縮を解析する．

C 実験項目

I 骨格筋収縮の生物物理学的特性の計測

1）材料と方法

（1）材　料

検体（ウシガエル）

手術器具：骨切バサミ，外科用ハサミ，ピンセット，ゾンデ

記録用装置：張力トランスデューサ，増幅器，ADコンバータ，オシロスコープ，コンピュータ，解析用ソフト，冷血動物用リンゲル液

刺激用装置：電気刺激装置（アイソレータ），刺激電極（銀線）

（2）方　法

1. 左手でカエルの腰をもち，右手にもったハサミで背側の皮膚を横切開する．右手でハサミを頭蓋・頸椎移行部付近に当てがい，一気に脊柱を切断する．切断面がよく見える

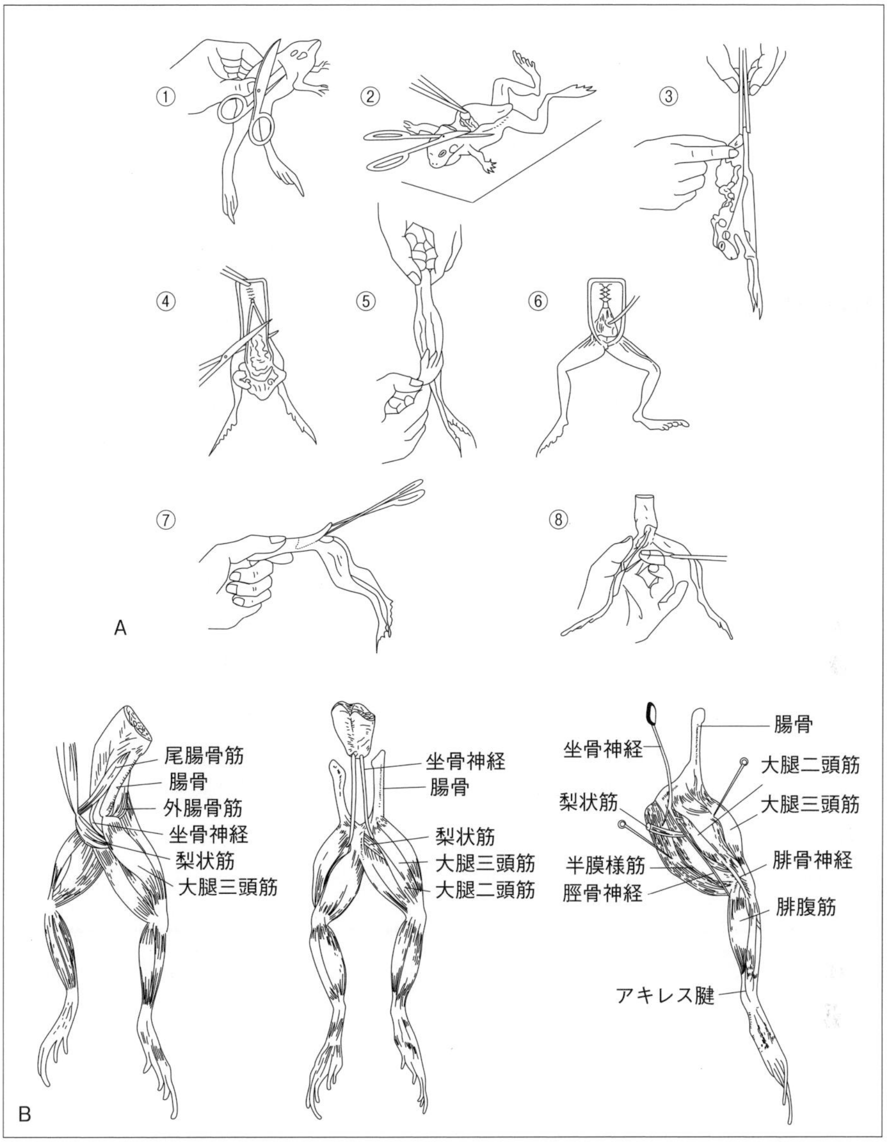

図 2-1　カエル脚部の解剖図

ようにハサミで広げ，ゾンデを脊柱管に挿入してよく動かし，脳を破壊する（**図 2-1A** ①，②）．

2. カエルを腹臥位にして，脊柱を持ち上げ，切り口から体腔にハサミを入れて側腹壁を骨盤の近くまで左右とも切り開く．腹壁とともに上半身をハサミで切除する（**図 2-1A** ③，④）．
3. 左手で脊柱をもち，右手で背部の皮膚をしっかりつまんで皮膚を裏返しつつ趾の先まで剝がす（**図 2-1A** ⑤）．
4. 腓腹筋は，脛骨に約 2 mm の腱をつくって終始する部分で比較的容易に識別できるので，

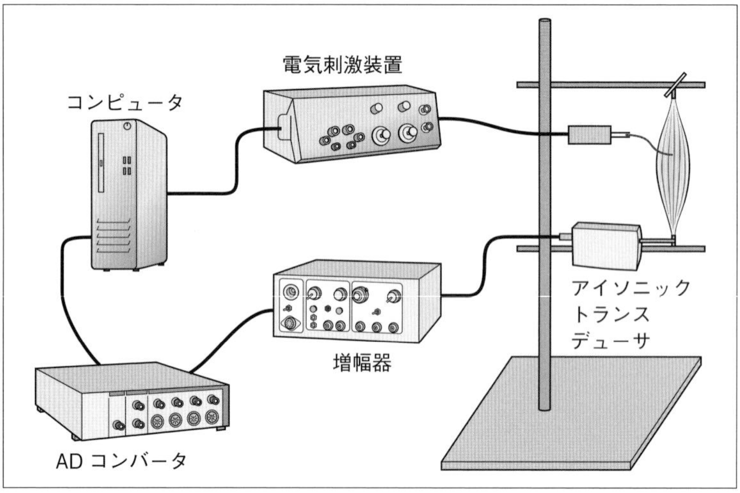

図 2-2　実験装置

ハサミでこの部分の筋膜に割を入れ，腱を露出して，下に先のとがったピンセットを通す．ピンセットで糸をつかんで通し，腱の中央で結紮したあと，腱遠位部を切除する．坐骨神経を腰神経叢から分離し，坐骨神経を糸で結紮して，中枢端を切断する（**図 2-1A** ⑥）．

5. 背臥位にして大腿の中央部で半腱様筋と大腿三頭筋との間の筋膜を切り，半腱様筋と大腿三頭筋を開く方向に引っ張ると坐骨神経が見えるので，ハサミで分離する（**図 2-1A** ⑦）．
6. 坐骨神経を腓腹筋の神経筋接合部近くまで分離できたら腹臥位にする．坐骨神経を切断しないように坐骨神経とともに腓腹筋を分離し，融合し 1 本となっている頸骨と腓骨を膝関節の下部で切断する．大腿骨に付着する筋肉を外し，大腿骨頭近傍で切断する（**図 2-1A** ⑧）．
7. **図 2-2** に示すように，標本の一端を大腿骨を介して筋固定装置に固定し，腱側をアイソトニックトランスデューサに接続する．その出力を増幅器に送り，AD コンバータを介してコンピュータに出力信号を入力する．オシロスコープを増幅器と AD コンバータの間につなぎ，記録が適切にできているかモニタする．腓腹筋や坐骨神経は乾燥しないように冷血動物用リンゲル液（**巻末資料表 1** 参照）でつねに濡らしておく．
8. 坐骨神経を刺激するために，2 本の銀線に神経をセットする．2 本の銀線がつながっている電気刺激装置から電流を流し，坐骨神経を刺激する．刺激による筋収縮を計測する．

2）データ解析

・刺激強度と単収縮の大きさとの関係

矩形波パルスで持続時間 0.1 ミリ秒の単発刺激の刺激強度を上げていき，各刺激強度における筋肉の張力を記録する．ある一定以上の刺激強度になると，張力はそれ以上増大しないことも観察する．刺激強度に対する筋肉の張力をグラフにする．

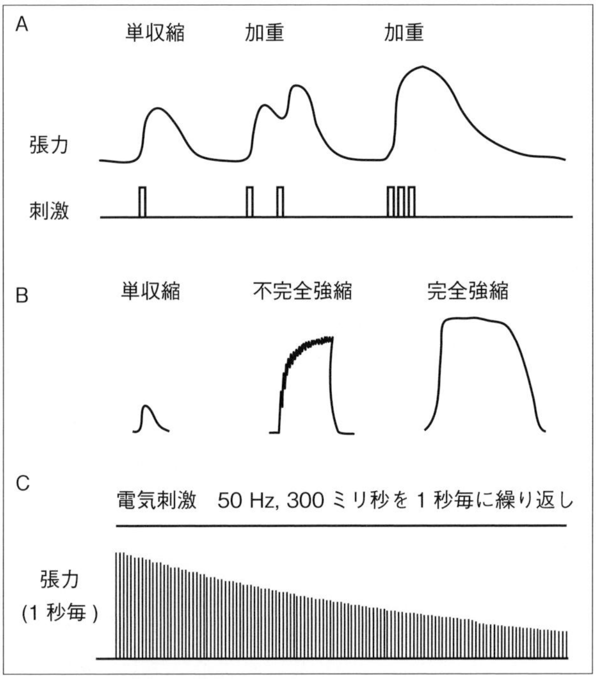

図 2-3　筋収縮の単収縮と加重（A），強縮（B），疲労（C）（模式図）

・筋長と単収縮の大きさとの関係

トランスデューサの高さを下げていき，腓腹筋の長さを徐々に長くしていく．電気刺激をしないときの筋肉の張力（静止張力）を記録する．その後，単発の電気刺激により発生する筋肉の張力を記録する（全張力）．全張力から静止張力を減じた張力が活動張力である．筋長に対する静止張力，全張力，活動張力をグラフにする．

・加重と単収縮との関係（**図 2-3A**）

坐骨神経に 2，3 回の連続刺激を与える．刺激と刺激の間隔を 1,000 ミリ秒から 20 ミリ秒まで段階的に変化させ，そのときの筋肉の張力を記録する．刺激間隔に対する張力をグラフにする．

・強縮（**図 2-3B**）

坐骨神経に連続刺激を与える．刺激と刺激の間隔を 1,000 ミリ秒から 20 ミリ秒まで段階的に変化させ，そのときの筋肉の張力を記録する．刺激時間はどの刺激間隔でも 2 秒程度にする．刺激間隔に対する張力をグラフにする．

・筋肉の疲労（**図 2-3C**）

坐骨神経に筋収縮が起こる閾上刺激を用いて 1 Hz の頻度で反復刺激する．張力が次第に小さくなる経過を記録する．刺激持続時間に対する張力をグラフにする．

3）考察事項

・疲労や強縮の発生メカニズムについて考察する．

・生理的条件下では，筋収縮を単収縮，不完全強縮，完全強縮に分類できず，人工的に電気刺激したときには分類が可能である．これについて考察する．

・筋に短い刺激を複数回与えるのと長い刺激を１回与えるのとで筋の反応はどのように違うか考察する．

・一般に，神経も筋も細胞の興奮は全か無かの法則に従い，閾値を超えた刺激強度では反応の大きさは変わらない．今回の実験に異なる刺激強度に応じて筋肉の張力の大きさは異なっていた．なぜこのようになったか説明する．

3

骨格筋の膜電位

A 概 説

骨格筋線維は神経線維と同様に興奮性膜でできており，刺激することによって活動電位が発生する．線維によって異なるが，骨格筋線維の膜電位は静止状態で約－70 mV であり，記録電極を通して通電し，膜電位が閾値を超えると活動電位が誘発される．活動電位は細胞内にナトリウムイオンが流入することによって起こるが，刺激をさらに大きくしてもその振幅が増大することはない．活動電位の振幅は 0 mV を超え，そのピークはプラス数十 mV に達する．これはオーバーシュートとよばれ，膜電位がナトリウムイオンの平衡電位に近づくために起こる．活動電位は数 m 秒で終了し，膜電位は再び静止状態に戻る．筋線維に生じた活動電位は筋線維上を伝導し，それによって筋線維は収縮する．この実習では冷血動物用リンゲル液にダントローレンナトリウムを飽和状態になるまで溶解してあるので，筋における興奮－収縮連関がブロックされ，収縮が起こることはない．

B 目 的

筋線維にガラス電極を刺入し，筋線維の静止膜電位，閾膜電位，活動電位，および膜の時定数を求めることによって，興奮性膜の性質を理解する．

C 実験項目

I 静止膜電位の計測

1）材料と方法

（1）材 料

ウシガエルの縫工筋，微小ガラス電極（電極内液：2 M KCl 水溶液），冷血動物用リンゲル液（**別表 1** 参照），細胞内記録用アンプ，デジタルオシロスコープ，ダントローレンナトリウム

（2）方 法

ゾンデを用いてカエルの脊髄を破壊する．**図 3-1A** に示した縫工筋を切除し，**図 3-1B** に示したシャーレの中に固定する．このとき，縫工筋は裏返しにすること．シャーレの中にはあらかじめ調整したダントローレンナトリウム加冷血動物用リンゲル液を満たしておく．ダントローレンナトリウム溶液はリンゲル液で飽和状態に溶解しておくこと．実体顕微鏡下で縫工筋にガラス電極を刺入し，膜電位がマイナス方向に振れるのを確かめ，各電位変化を観察する．膜電位が安定したところで膜電位を記録し，静止膜電位とする（**図 3-2**）．

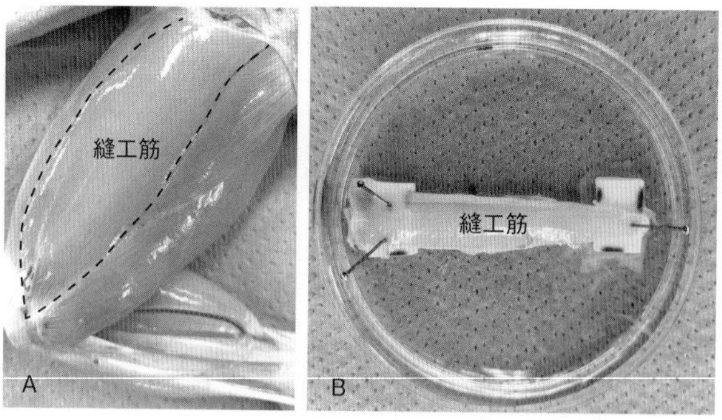

図 3-1　カエルの縫工筋（A）と縫工筋を記録用チャンバーにセットした状態（B）

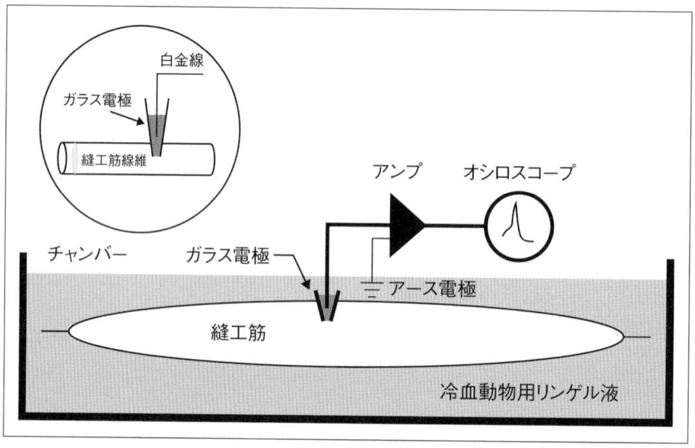

図 3-2　ガラス電極を用いた縫工筋線維からの膜電位記録
縫工筋はチャンバー内に裏返した状態でセットする．ガラス電極は筋肉の中央部付近にゆっくりと刺入する．図は電極が筋線維に刺入された状態を示している．

2）データ解析

複数（5 本程度の筋線維）の筋線維に電極を刺入し，それぞれの筋線維における静止膜電位の平均値を求める．

Ⅱ　活動電位発生に対する刺激閾値および閾膜電位の測定

1）材料と方法

（1）材　料

膜電位測定と同様の材料を用いる．

（2）方　法

電極を介して持続 300 ms の脱分極性矩形波刺激を与え，膜電位を観察する．徐々に刺激強を増強させると活動電位が観察される．活動電位が誘発された最小の刺激強度を筋線維に発生した活動電位の閾値として記録する．さらに，閾値より 10％程度刺激強を減弱させ，そのと

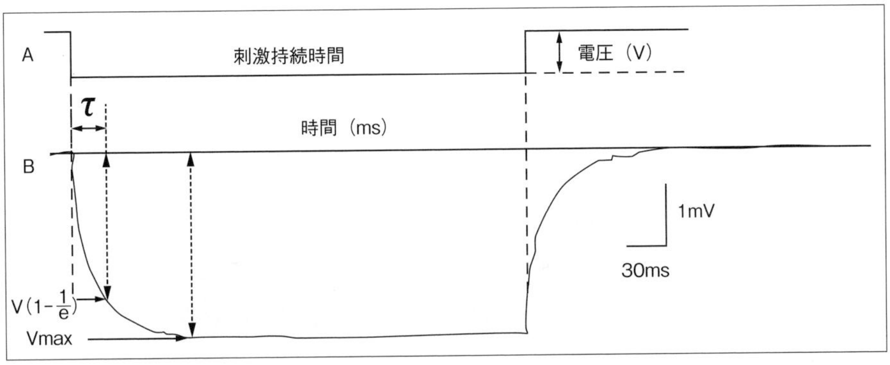

図 3-3　過分極通電によって得られた膜電位変化
A：刺激パルス，B：記録された波形.

きに記録された膜電位を閾膜電位として記録する.

2）データ解析

5本程度の筋線維について，活動電位の刺激閾値および閾膜電位を計測し，それぞれの平均値を求める.

Ⅲ　時定数（τ）の計測

1）材料と方法

（1）材　料

膜電位測定と同様の材料を用いる.

（2）方　法

電極を介して持続 300 ms，電圧 3 mV の過分極性矩形波刺激を与え，膜電位変化を記録する.膜電位は，**図 3-3** に示したように変化する.

2）データ解析

図 3-3 の最初の立下りの電位変化がピークに達したときの電圧を Vmax とし，Vmax の値の V $(1-\frac{1}{e})$（おおよそ 63%）に達するまでの時間である時定数（τ，ms）を求める.

Ⅳ　考察事項

・興奮性膜における静止膜電位の発生メカニズムについて考察する.
・脱分極刺激を与えたときに起こる膜電位変化の発生メカニズムについて考察する.
・活動電位の発生メカニズムについて考察する.
・興奮性膜の τ（ms）の意味について考察する.

第 2 編

ヒトを対象とした全身機能に関係した実習

4. 血液
5. 心電図，呼吸と循環
6. 脳波
7. 体性感覚
8. 誘発筋電図（H 波，M 波）

4

血液

A 概　説

生体の内部環境の維持に重要な働きを示す血液の構成成分は，造血組織に主因がある血液疾患のみならず，造血組織以外に主因がある疾患によっても異常をきたす．血液の構成成分の異常を調べるため，まず行われる血液学的検査としては末梢血液検査と凝固系の検査があげられる．末梢血液検査としては，赤血球数，白血球数，血小板数，ヘマトクリット値，血色素量の測定，血液型の判定がある．凝固系の検査としては出血時間の測定を行う．

B 目　的

・患者への負担が少なく乳幼児にも安全に行うことが可能な毛細管採血の手技を修得する．

・毛細管採血で得られた微量の血液サンプルを用いて，赤血球数と白血球数の計測，形態の観察，ヘマトクリット値，出血時間の測定，血液型の判定を行う．

・実験項目から得られた結果のデータ解析と考察を行う．

C 実験項目

I 毛細管採血

1）材料と方法

（1）材　料

消毒用アルコール綿，滅菌ガーゼ，滅菌済ディスポーザブルランセット，ディスポーザブルグローブ

（2）方　法

1. 採血者は採血前に問診を行い，出血傾向，動悸，息切れなどの貧血症状，原因不明の発熱など血液疾患を疑う症状，内服中の薬剤の有無を聞いておく．特に頭痛薬や総合かぜ薬の中には血小板機能を抑制するアスピリンや非ステロイド系抗炎症剤が含まれている場合があるため注意が必要である．
2. 採血者はディスポーザブルの手袋を着用する．被採血者の耳朶または指頭側頭部を手指で摩擦し，血行をよくしておく．
3. 採取部位を消毒用アルコール綿で消毒して，アルコールが乾いたことが確認できたら穿刺部皮膚が伸展するようにしてランセットで穿刺する．傷口はなるべく小さく，深さを 2 ～ 3 mm にする．穿刺部位が耳朶のときは，ランセットで顔面を傷つけないよう注

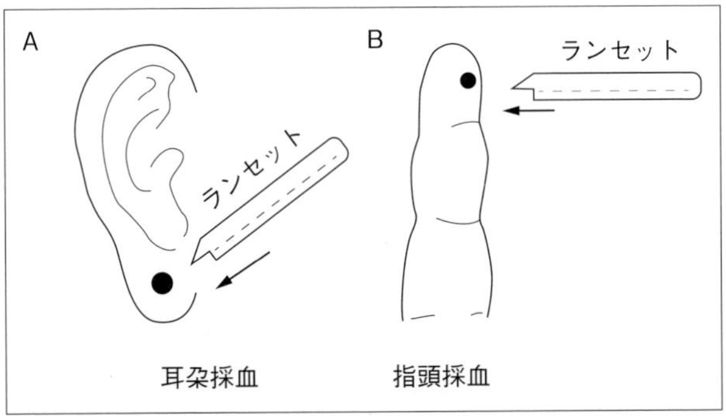

図 4-1　毛細管採血
A：耳朶採血，B：指頭採血

意する（**図 4-1A**）．一方，指頭は狭い空間に神経，筋肉，腱，血管，指骨などが密集している．そのため利き腕とは反対の第Ⅲ，Ⅳ指の第 1 関節より上部の側面を穿刺し掌面は避けたほうがよい（**図 4-1B**）．

4. 十分穿刺ができていれば特に圧迫しなくても自然に毛細管血が湧出してくる．圧迫しすぎると組織液が混入して凝固しやすくなる．
5. 最初の 1 滴は組織液の混入が多いため滅菌ガーゼで拭い取り，続いて出てくる血液を実習の目的によりガラス毛細管，ピペット，メランジュールなどを用いて採血する．
6. 採血が終わったら滅菌ガーゼで強く圧迫して止血するのを待つ．

2）考察事項

・毛細管採血が静脈採血に比較して有利なこと，不利なことを説明する．
・毛細管採血を用いたデータを解析するとき考慮すべきことを説明する．

Ⅱ -1　赤血球の算定

1）材料と方法

（1）材　料

消毒用アルコール綿，滅菌ガーゼ，ディスポーザブルグローブ，滅菌済ディスポーザブルランセット，赤血球用メランジュール，Bürker-Türk（ビュルケル・チュルク）血球計算板，顕微鏡，計数器，Hayem（ハイエム）液（NaCl 1.0 g，Na_2SO_4・$10H_2O$ 5.0 g，$HgCl_2$ 0.5 g を蒸留水で溶解して 200 mL とする．市販のものでもよい），ゴム球，酢酸（30%），エチルエーテル（またはアセトン）

注 1：メランジュールの吸い口を直接各自の口で吸うと感染の危険がある．そのため，メランジュールのゴム球を用いて吸い取ることが望ましい．

注 2：使用後のメランジュールは流水ポンプに連結したゴム管につなぎ，先端から順次，水，30%酢酸，水，無水アルコール，エチルエーテル（またはアセトン）を吸引させ最後は空気を通して乾燥させる．乾燥の有無は膨大部内のガラス片が，外壁を指ではじいたと

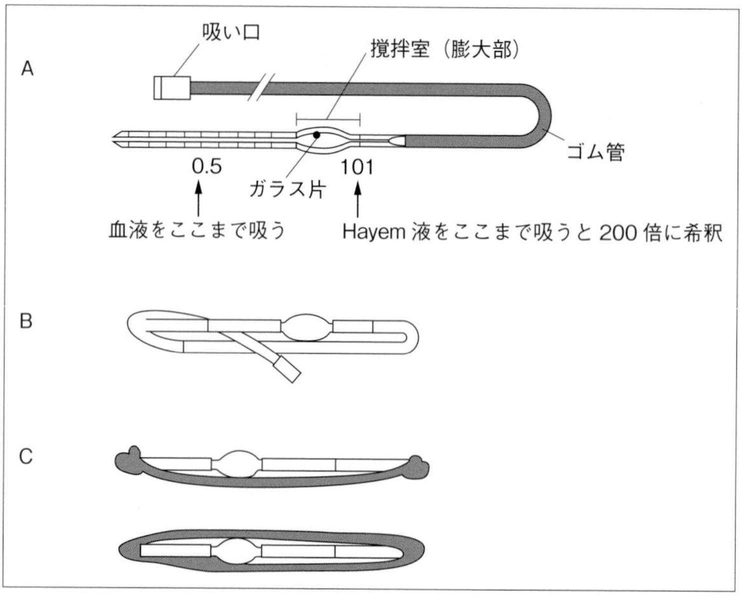

図 4-2　赤血球用メランジュール
A：赤血球用メランジュール，B：ゴム管を用いて両端をふさぐ方法
C：専用保持バンドを用いて両端をふさぐ方法

き自由に移動するかどうかで判断する．

注 3：血液の希釈溶液は Hayem 液の代わりに生理食塩水（0.9% NaCl 水溶液）を用いてもよい．

(2) 方　法

1. 耳朶または指頭から毛細管採血を行う（毛細管採血の手技については実験Ⅰ．毛細管採血を参照のこと）．
2. 最初の 1 滴は滅菌ガーゼで拭い取り，続いて出てくる血液を赤血球用メランジュール（**図 4-2A**）の 0.5 の目盛まで正確に吸う．メランジュールの外面に付着している血液を滅菌ガーゼで拭い取り，Hayem 液を 101 の目盛まで吸う（この操作で血液は 200 倍に希釈される）．
3. 赤血球用メランジュールの両端をゴム管（**図 4-2B**）あるいは専用保持バンド（**図 4-2C**）を用いて塞ぎ約 30 秒間撹拌室（膨大部）で血液と Hayem 液を十分に混和する．
4. きれいに拭いた Bürker-Türk 血球計算板にカバーグラスを乗せニュートン輪（干渉波）をつくる（**図 4-3A**）．
5. 混和液の最初の 3 滴を捨てて，次の 1 滴をカバーグラスの一端に接すると，毛細管現象で自然に内部に広がる．
6. 赤血球数算定用区画内の赤血球と区画の上辺および左辺の線上または線に接するものは数え，区画外の赤血球と区画下辺および右辺の線上または線に接するものは数えない．以上の方法で赤血球算定用区画である R1 ～ R5 の 5 カ所を計数器でカウントする（**図 4-3C**）．
7. 合計値の 10,000 倍が 1 mm^3（μL）中の総赤血球数となる．

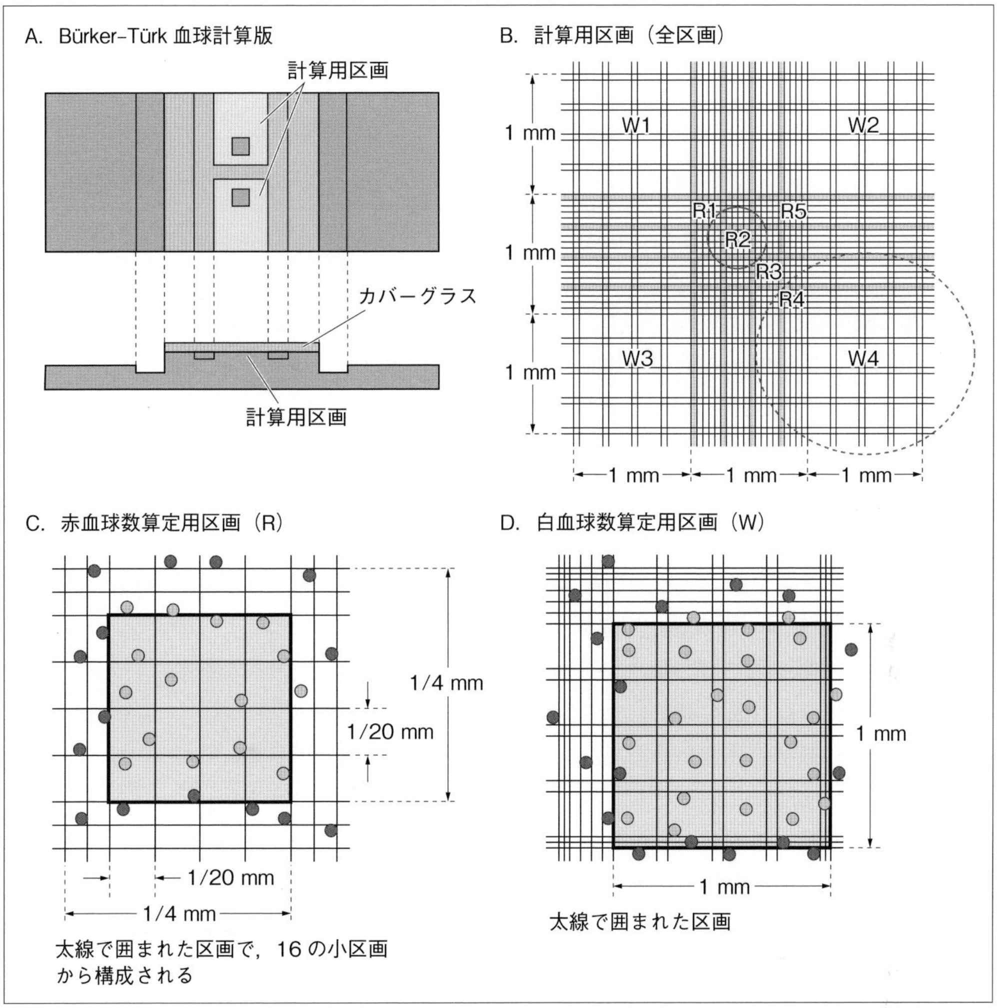

図 4-3　Bürker-Türk 血球計算板

A：H の溝で区分された計算用区画が上下 2 面ある（上段）

　カバーグラスを Bürker-Türk 血球計算板に乗せたときの横断面（下段）

B：Bürker-Türk 血球計算板の全区画

C：赤血球数計算用区画（R）

D：白血球数計算用区画（W）

Ⅱ -2　白血球の算定

1）材料と方法

（1）材　料

消毒用アルコール綿，滅菌ガーゼ，ディスポーザブルグローブ，滅菌済ディスポーザブルランセット，白血球用メランジュール，Bürker-Türk 血球計算板，顕微鏡，計数器，Türk（チュルク）液（1％ゲンチアナバイオレット水溶液，酢酸 10 mL に蒸留水を加えて 100 mL にする．市販のものでもよい）

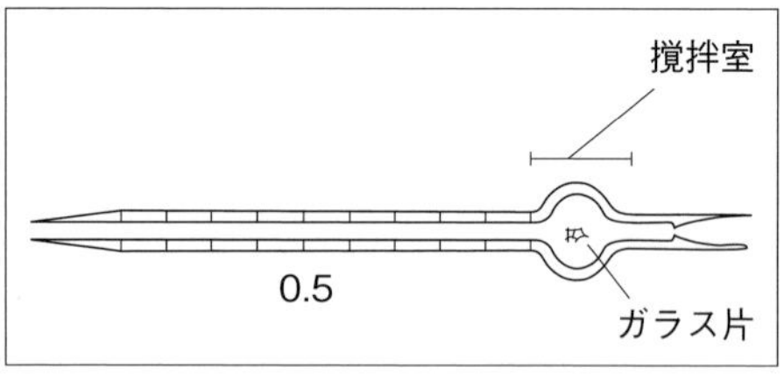

図 4-4　白血球用メランジュール

(2) 方　法

1. 耳朶または指頭から毛細管採血を行う（毛細管採血の手技については実験Ⅰ．毛細管採血を参照のこと）.
2. 最初の１滴は滅菌ガーゼで拭い取り，続いて出てくる血液を白血球用メランジュール（**図 4-4**）の１の目盛まで正確に吸う．メランジュールの外面に付着している血液を滅菌ガーゼで拭い取り，Türk 液を 11 の目盛まで吸う（この操作で血液は 10 倍に希釈される）.
3. 白血球用メランジュールの両端を専用保持バンドあるいはゴム管を折り曲げてふさぎ約 30 秒間撹拌室（膨大部）で血液と Türk 液を十分に混和する.
4. きれいに拭いておいた Bürker-Türk 血球計算板にカバーグラスを乗せニュートン輪（干渉波）をつくる（**図 4-3A**）.
5. 混和液の最初の３滴を捨てて，次の１滴をカバーグラスの一端に接すると，毛細管現象で自然に内部に広がる.
6. 白血球数算定用区画内の白血球と区画の上辺および右辺線上または線に接するものは数え，区画外の赤血球と区画下辺および左辺線上または線に接するものは数えない．以上の方法で白血球算定用区画である W1 ～ W4 の４カ所を計数器でカウントする（**図 4-3D**）.
7. 合計値の 25 倍が 1 mm^3（μL）中の総白血球数となる.

2）データ解析

・各自の赤血球数を算出して，正常値と比較する.
・各自の白血球数を算出して，正常値と比較する.

3）考察事項

・青年期以降の主要な造血部位はどこか.
・赤色骨髄における各血球成分の成熟ならびに崩壊の過程を説明する.
・赤血球の生理作用を説明する.
・白血球の生理作用を説明する.
・赤血球の増加ならびに減少する病態生理を説明する.
・白血球の増加ならびに減少する病態生理を説明する.
（赤血球数基準値：成人男性 約 450 ～ 550 万 /mm^3，成人女性　約 350 ～ 500 万 /mm^3，白

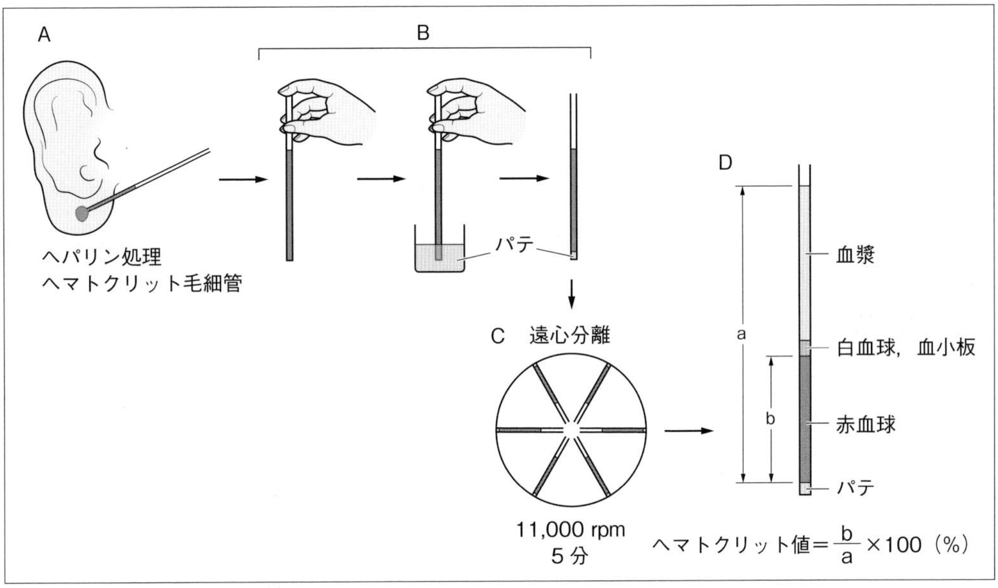

図 4-5　ヘマトクリット値の測定

血球数基準値：3,500 ～ 9,000/mm^3)

Ⅲ　ヘマトクリット値測定

ヘマトクリットとは末梢血液中で赤血球の占める容積をいう．ヘマトクリットは貧血の診断に用いられる．

1）材料と方法

（1）材　料

消毒用アルコール綿，滅菌済ディスポーザブルランセット，ヘパリン処理ヘマトクリット毛細管，ヘマトクリット用遠心分離機，ヘマトクリット毛細管シール用パテ

（2）方　法

1. 耳朶または指頭を穿刺して（実験Ⅰ．毛細管採血を参照），最初の 1 滴は滅菌ガーゼで拭い取る．続いて出てくる血液をヘパリン処理ヘマトクリット毛細管に入れる．毛細管現象により血液は自然に入ってくるので管の 2/3 まで入れる（**図 4-5A**）．
2. ヘマトクリット毛細管の下端口をパテに垂直に突き刺し塞ぐ（**図 4-5B**）．
3. ヘマトクリット毛細管をヘマトクリット用遠心分離機の溝に入れる．毛細管の方向は，パテで封じた側が遠心分離管の外側を向くようにする（**図 4-5C**）．
4. 回転盤のふたを厳重にして，11,000 rpm で 5 分間遠沈する．
5. 遠沈後，ヘマトクリット毛細管を取り出し，物差しを用いて血液の全長（図に占める赤血球部分の長さを求めパーセント表示する（**図 4-5D**）．

2）データ解析

・各自のヘマトクリット値を算出して，正常値と比較する．
（ヘマトクリットの基準値：成人男性 45%，成人女性 40%）

3）考察事項

・ヘマトクリット値が基準値より高値あるいは低値を示す場合はそれぞれどのようなことが想定されるかを説明する．
・ヘマトクリット管の内側のヘパリンの作用について説明する．
・ヘマトクリット毛細管を遠沈後の上層の血漿の構成成分とそれぞれの生理作用について説明する．
・上層の血漿層と下層の血球成分の境界の白い層の構成成分を説明する．

Ⅳ 出血時間の測定（Duke 法）

血管損傷により露出したコラーゲンに接触した血小板は活性化して損傷部に粘着し，近傍の血小板の凝集を起こす（一次止血）．さらに血液凝固が促進され強固な血栓（二次止血）が形成される．以上の止血過程に要する時間（出血時間）を測定する．

1）材料と方法

（1）材　料

消毒用アルコール綿，滅菌済ディスポーザブルランセット，円形ろ紙（ワットマン No.1 または東洋ろ紙 ADVANTEC 2），ストップウォッチ

（2）方　法

1. 耳朶にランセットで切創をつくる（実験Ⅰ．毛細管採血を参照）．
2. ストップウォッチで 30 秒ごとに湧出する血液をろ紙に吸い取る．
3. 血液斑は時間とともに小さくなる．直径が 1 mm 以下になったときストップウォッチを止める．
4. ろ紙の出血斑の数から出血時間を求める（**図 4-6**）．

2）データ解析

・各自の出血時間を測定し，正常値と比較する．
（出血時間の基準値：1 ～ 3 分）
・各自の薬剤の服用歴を確認する．抗血小板薬（アスピリン，プラビックス，パナルジン，プレタールなど）や非ステロイド性消炎鎮痛剤（ロキソプロフェンナトリウム水和物，イブプロフェン，インドメタシンなど）は血小板機能を抑制する．

3）考察事項

・一次止血と二次止血の機序を説明する．

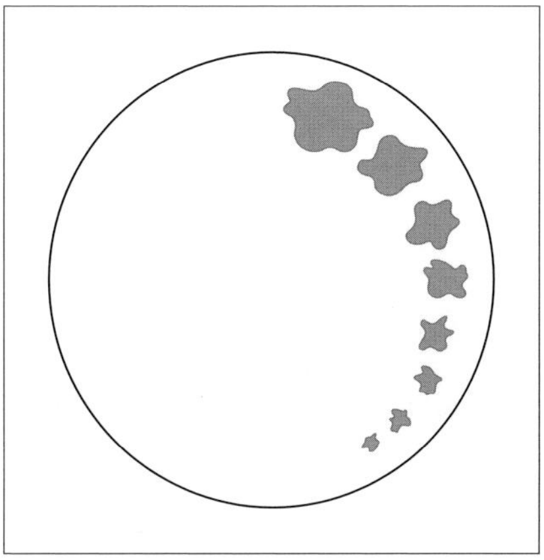

図 4-6　出血時間の測定
この例では血液斑が 8 個あるので出血時間は 4 分である．

・内因性機序と外因性機序を説明する．
・肝臓でつくられる凝固因子のうちビタミン K 依存性の凝固因子を説明する．
・ワーファリンの抗凝固作用の機序を説明する．
・アスピリンの抗凝固作用の機序を説明する．

V　血液型の判定

オーストリア・ハンガリーの病理学者であるカール・ランドシュタイナーが発見した ABO 式血液型判定法を用いて，血液型の判定を行う．この判定法では，赤血球表面にある A 抗原と B 抗原は，抗 A 抗体と抗 B 抗体との反応により検出され，その有無により，A 型，B 型，AB 型，O 型に分類される．

1）材料と方法

（1）材　料

消毒用アルコール綿，滅菌済ディスポーザブルランセット，反応用リングマークスライドガラス（2 穴タイプ）（片方がフッ素加工してあると種々の情報が書き込めるので便利である），ディスポーザブル撹拌棒（楊枝でも代用可能），抗 A 血液型判定用抗体，抗 B 血液型判定用抗体，ピペット

（2）方　法

1. リングマークスライドグラスの左側のリングに抗 A 血液型判定用抗体（抗 A 血清），右側のリングに抗 B 血液型判定用抗体（抗 B 血清）を 1 滴（約 50 μL）それぞれ滴下する（**図 4-7**）．
2. 耳朶または指頭からピペットで採取した（毛細管採血の手技については実験 I．毛細管採血を参照のこと）血液を滴下した抗 A ならびに抗 B 血清の約 1/4 量（12.5 μL）を滴下する．

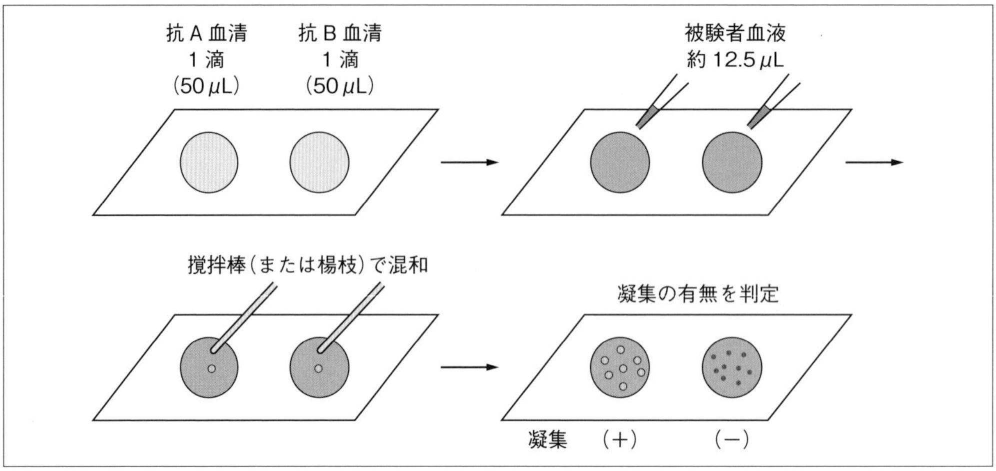

図 4-7　ABO 式血液型検査

表 4-1　ABO 式血液型の判定と日本人の頻度

判定	赤血球の凝集		日本人の頻度（%）
	左（抗 A 血清）	右（抗 B 血清）	
A	＋	－	40
O	－	－	30
B	－	＋	20
AB	＋	＋	10

＋：凝集あり，－：凝集なし．

3. ディスポーザブル撹拌棒（楊枝でも代用可能）で前後，左右によく混和する．
4. スライドグラスを水平振盪し，2 分後に肉眼で凝集の有無を観察する（**表 4-1**）．

2）データ解析

・ABO 式血液型の判定を行う．

3）考察事項

・ABO 式血液型判定法の原理を説明する．
・凝集のメカニズムを説明する．
・Rh 式血液型を説明する．
・胎児赤芽球症を説明する．

5

心電図，呼吸と循環

A 概　説

洞房結節から心室に至るまでの心臓の電気的興奮を記録したものを心電図という．心電図は2つの体表面に装着した表面電極間の電位差を測定するので，電極を設置する部位を変えることにより心電図の波形が変わる．通常，四肢誘導（第Ⅰ誘導，第Ⅱ誘導，第Ⅲ誘導，aV_R，aV_L，aV_F）と胸部誘導（V1 ～ V6）の計12誘導で測定される（12誘導心電図）．心電図では，P波，QRS群およびT波が記録され，どの波形に異常があるかで心筋の障害部位を特定することができる．

呼吸とは，生体が生きていくために必要な酸素（O_2）を体内に取り込み，各器官の細胞にO_2を供給し，その代謝により産生される二酸化炭素（CO_2）を体外に排出することである．肺と外界との間で行われるガス交換のことを換気といい，呼吸により行われる．安静時の呼吸は吸息が主であり，呼息筋は働かないが，運動時や過呼吸時には呼息が能動的に行われる．吸息筋は横隔膜と外肋間筋で，呼息筋は内肋間筋と腹直筋が主である．肺胞に取り込まれたO_2は濃度勾配に従い肺毛細血管内血液中に拡散し，CO_2は逆に肺毛細血管内から肺胞へ拡散する（外呼吸）．

気道は鼻腔から気管，気管支，終末気管支を経て，細気管支，肺胞管，肺胞囊，肺胞に至る．肺胞は片肺で約3億個あり，ここでガス交換が行われる．その結果，静脈血は動脈血に変わり，この動脈血はポンプとして拍動する心臓により，動脈を介して各器官を取り巻く毛細血管まで送られる．そこで，O_2が毛細血管から各器官の細胞に拡散供給され，CO_2は逆に細胞から毛細血管内へ拡散し，血液は静脈血となる（内呼吸）．静脈血は静脈を介して心臓に戻る．したがって，呼吸器系および循環器系は密接に関連した生命維持機構である．

B 目　的

・心電図を記録し，心機能を理解する．
・安静時の吸息，呼息に伴い肺に出入りする空気量を測定し，肺の換気能を理解する．
・安静時の血圧，脈拍数および呼吸数を測定し，心機能を理解する．
・運動時の呼吸数，血圧および脈拍数の変化を測定し，運動における呼吸・循環動態の変化を理解する．

C 実験項目

I 心電図

1）材料と方法

（1）材　料

検体（ヒト），心電計

（2）方　法

（2）-1　心電図記録

心電図（**図 5-1**）とは，心臓の活動に伴う電気現象を体表面の種々の部位から細胞外導出（誘導）したものである．心電図を心電計にて記録する．通常は記録紙の送り速度は 25 mm/ 秒で，1 mV の電位変動が 1 cm の振幅になるように記録する．

1. 標準肢誘導

手足に表面電極を装着する標準肢誘導法には，第Ⅰ誘導（右手と左手），第Ⅱ誘導（右手と左足），第Ⅲ誘導（左手と左足）の 3 つの双極誘導がある．双極誘導とは，2 つの電極間の電位差を記録する方法である．第Ⅰ誘導は左手と右手，第Ⅱ誘導は右手と左足，第Ⅲ誘導は左手と左足に電極を設置して測定する（**図 5-2**）．右足の電極はアースに導かれている．

2. 単極肢誘導

単極肢誘導とは，右手，左手および左足に設置した感電極とアース電極の間の電位差を記録する方法である．胸部誘導は，不関電極として単極肢誘導（aV_R，aV_L，aV_F）を用い，胸部に装着する 6 つの表面電極による単極誘導（V1 ～ V6）と四肢誘導（第Ⅰ誘導，第Ⅱ誘導，第Ⅲ

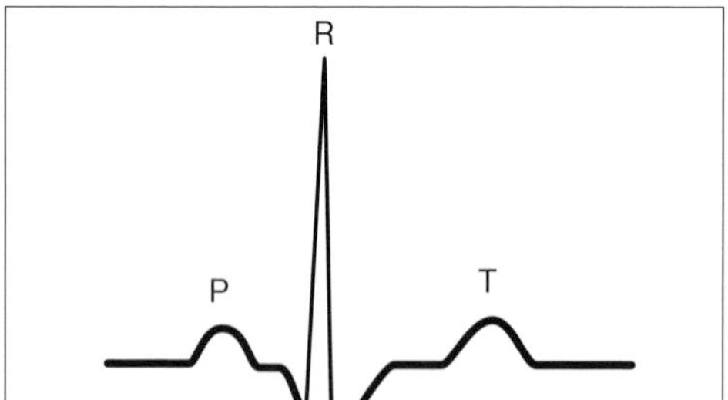

図 5-1　標準肢誘導法による心電図波形
P 波：心房の興奮（脱分極），QRS 群：心室の興奮（脱分極），T 波：心室の興奮の回復（再分極）

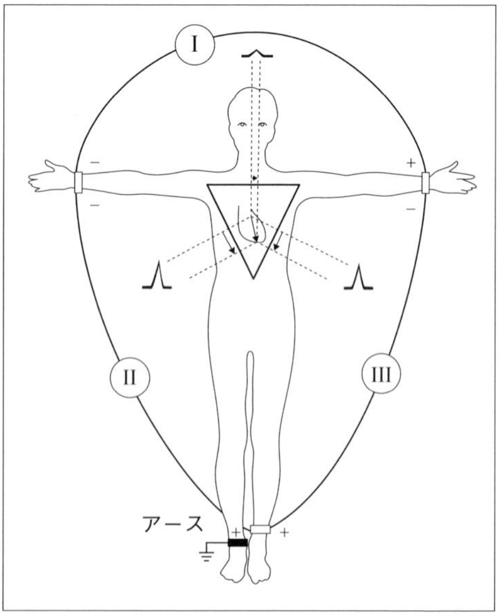

図 5-2　標準肢誘導法とアイントーベンの正三角
Ⅰ：第Ⅰ誘導，Ⅱ：第Ⅱ誘導，Ⅲ：第Ⅲ誘導

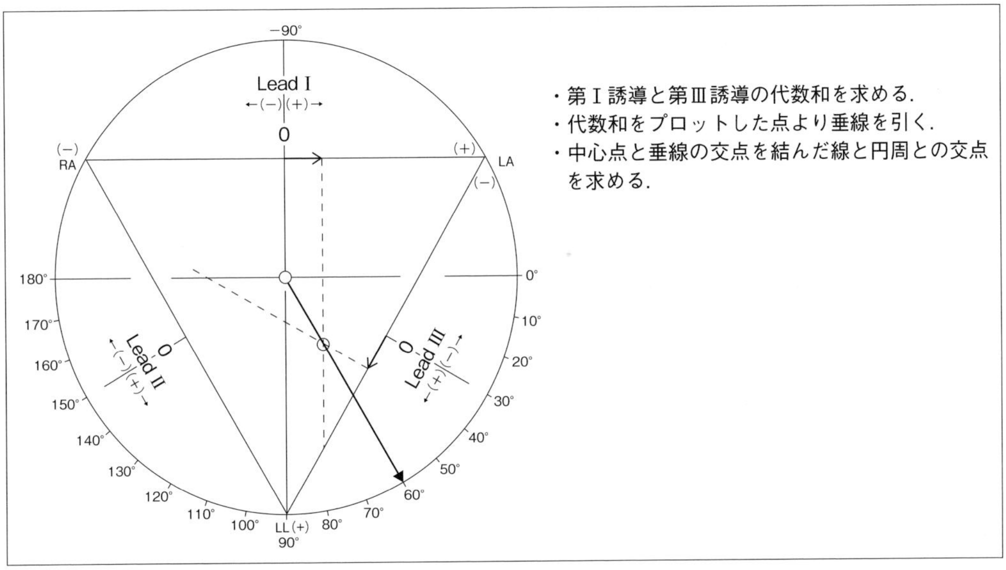

図 5-3　作図法での電気軸の求め方

誘導）の 12 誘導で記録される．

(2) -2　アイントーベンの正三角形

右手，左手，左足の電極が正三角形（アイントーベンの正三角形）の頂点にあり，心臓がその中心に位置すると仮定すると，第Ⅰ誘導の電位＋第Ⅲ誘導の電位＝第Ⅱ誘導の電位の関係が成り立つ．心臓の各時点の興奮の方向と大きさはベクトルで表すことができ，電気軸とよばれる．第Ⅰ，第Ⅱ，第Ⅲ誘導の波形の方向と振幅はベクトルの三角形各辺への射影で表される（**図 5-3**）．

2）データ解析

・安静時に標準肢誘導法にて記録した心電図から，心房収縮時間，心房から心室までの伝導時間，心室脱分極時間，心室脱分極と再分極の間隔，心室の再分極時間を求める．

・安静時に標準肢誘導法にて記録した第Ⅰ誘導，第Ⅱ誘導，第Ⅲ誘導の 3 つの心電図の QRS 波形より心臓の電気軸を求める．

・安静時の第Ⅱ誘導心電図に対する，額に氷をつけた影響，両側眼球を圧迫した影響，運動の影響などを観察する．

3）考察事項

・心電図のそれぞれの波形が何を反映しているのかを考察する．

・心電図波形の変化から心臓の電気現象の変化の理由を考察するとともに，求めた電気軸から何がわかるかを考察する．

・さまざまな心電図波形の異常から，どのような心疾患が疑われるのか考察する．

Ⅱ 肺活量測定と呼吸数測定

1）材料と方法

（1）材　料

検体（ヒト），スパイロメーター

（2）方　法

1. 安静呼吸時の肺気（容）量の変化を肺容量計（スパイロメーター）で測定する．
2. 十分に空気を吸い込んだのち一気に呼出し，肺気（容）量の変化をスパイロメーターで測定する．
3. 運動直後，3 分後および 6 分後の呼吸数ならびに肺気（容）量の変化をスパイロメーターで測定する．

2）データ解析

・安静呼吸時の 1 回換気量，肺活量，予備吸気量および予備呼気量を求める．

・強制呼出曲線を描出し，1 秒量および 1 秒率を求める（**図 5-4**）．

・運動の呼吸機能への影響を調べるため，運動直後，3 分後，6 分後の呼吸数ならびに 1 回換気量などを求める．

3）考察事項

・安静時の肺機能および運動時の肺機能の変化について考察する．

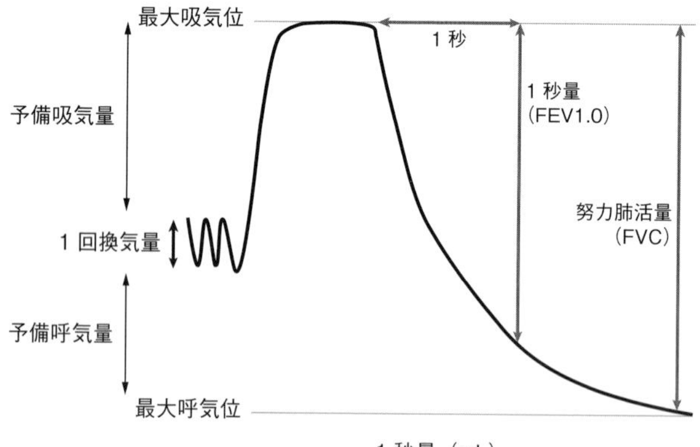

$$1\text{秒率}（\%）=\frac{1\text{秒量}（\text{mL}）}{\text{努力肺活量}（\text{mL}）}$$

$$\%\text{肺活量}（\%）=\frac{\text{努力肺活量}（\text{mL}）}{\text{予測肺活量}（\text{mL}）}$$

予測肺活量（Vc）
男　Vc＝(27.63−0.112 × 年齢) × 身長（cm）
女　Vc＝(21.78−0.101 × 年齢) × 身長（cm）

図 5-4　強制呼出曲線と肺活量

・さまざまな肺機能の異常から，どのような呼吸器疾患が疑われるのか考察する．

Ⅲ　脈拍数の測定

1）材料と方法

(1) 材　料

検体（ヒト），ストップウォッチ

(2) 方　法

1. 手関節のつけ根に3本の指（示指，中指，薬指）を添えて橈骨動脈に触れ，脈拍数を測定する．頸動脈，上腕動脈，大腿動脈などでも測定できる．1分間当たりの脈拍数は通常15秒間測定し，4倍して算出する．安静時，1分間深呼吸後，運動直前，運動直後，2，4，6，8，10分後の脈拍数を計測する．
2. 安静時および運動時の脈拍リズムを触診する．

2）データ解析

・安静時の1分間当たりの脈拍数を算出する．成人では100回以上を頻脈，60回以下を徐脈という．

・安静時脈拍のリズムを確認する．リズムが不規則なものを不整脈とよぶ．期外収縮や心房細動によるものと呼吸性不整脈がある．呼吸性不整脈は幼児によくみられ，吸気時に脈拍数が増加し，呼気時には減少する．

・安静時，1分間深呼吸後，運動直前，運動直後，2，4，6，8，10分後の脈拍数およびリズムの変化を解析する．

3）考察事項

・安静時および運動時の脈拍数の変化から，運動時の心機能について考察する．

Ⅳ　血圧の測定

1）材料と方法

(1) 材　料

検体（ヒト），水銀血圧計，自動血圧計，聴診器

(2) 方　法

(2) -1　水銀血圧計（図5-5）

1. 上腕に圧迫帯（マンシェット）を巻き，ゴム球を用いて空気を送り込み，血管を圧迫して上腕動脈の血流を止める．血圧計は空気を送り込むゴム球とマンシェットにつながっている．成人では圧迫帯は幅14 cm，長さは25 cmのものを使用する．血流が止まると上腕動脈上に置かれた聴診器からは何も聞こえない．
2. マンシェットの空気を徐々に抜いて圧を下げていくと，血流が流れ始めて乱流が生じるため血管音（コロトコフ音）が聞こえ始める．このときの圧が収縮期血圧（最高血圧）

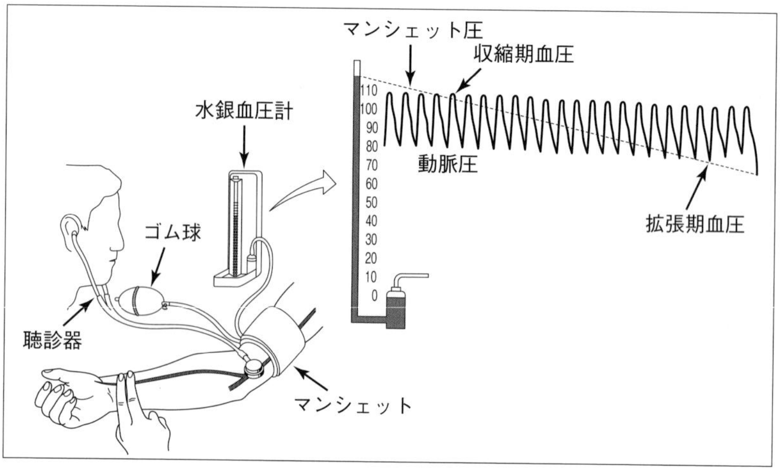

図 5-5　水銀血圧計による血圧測定

である．さらに空気を抜いて圧を下げると血管音の音質は変化していき，マンシェットによる圧が血管に作用しなくなると，血流は層流に戻るので血管音は消失する．このときの圧が拡張期血圧（最低血圧）である．また，最高血圧と最低血圧の差を脈圧という．

(2) -2　自動血圧計

1. 上腕に巻くマンシェットの内側に入っているマイクロフォンまたは圧センサーが血管音を感知して，最高血圧，最低血圧および脈拍を自動的に測定する．
2. 5 分安静時，1 分間深呼吸後，運動直前，運動直後，2，4，6，8，10 分後の最高血圧，最低血圧および脈拍を測定する．

2）データ解析

・安静時の水銀血圧計と自動血圧計での最高血圧と最低血圧の測定値を比較する．
・運動による最高血圧，最低血圧および脈拍の変化を解析する．

3）考察事項

・安静時および運動時の最高血圧および最低血圧および脈拍の変化から，運動が心機能および循環動態に与える影響を考察する．

6

脳波

A 概　説

脳波〔脳電図，Electroencephalogram（EEG）〕は，大脳皮質のニューロン活動やシナプス電位が，脳髄膜や脳脊髄液，頭蓋骨，頭皮を介して記録される集合電位である．脳波は，その名のとおり電位が上下する波が連続して律動性（リズム）を示す．この律動性を周波数成分によって，α（アルファ）波：8 ～ 13 Hz，β（ベータ）波：14 ～ 30 Hz，θ（シータ）波：4 ～ 7 Hz，δ（デルタ）波：0.5 ～ 3 Hz に分類できる．脳波の頂点と下点の幅を振幅といい，5 ～ 150 μV である．自発脳波の波形，振幅，周波数は，意識レベル，覚醒レベル，精神活動によって変化する．また，睡眠中には，睡眠深度や睡眠段階を示す特徴的な脳波が生じる．つまり，このような脳波の特徴は，睡眠や意識状態の指標となる．睡眠検査は，睡眠時無呼吸症候群や睡眠時ブラキシズムなど，歯科医師が治療に携わる疾患において実施される．

外部からのさまざまな感覚刺激によって誘発される脳波を誘発脳波という．各種刺激の受容器から末梢神経を介して大脳皮質に至るまでにインパルスが到達した結果生じたものであり，脳の求心性伝導路の機能障害を調べる検査に用いられる．誘発脳波は，きわめて微弱な電位のため背景脳波に隠れて確認するのが難しい．したがって，刺激を反復して与えて，刺激時点を起点として脳波を加算平均する方法を用いる．

B 目　的

・脳波記録に必要な電極装着ができる．
・正常脳波の判読ができる．
・睡眠脳波の判読ができる．
・アーティファクトと脳波を区別できる．
・脳波の発生機序を説明できる．
・誘発脳波の形状やその特徴を説明できる．

C 実験項目

I 自発脳波

1）材料と方法

（1）材　料

被験者（ヒト），脳波用皿電極，電極用ペースト，アルコール綿（もしくは綿棒），色鉛筆（赤），

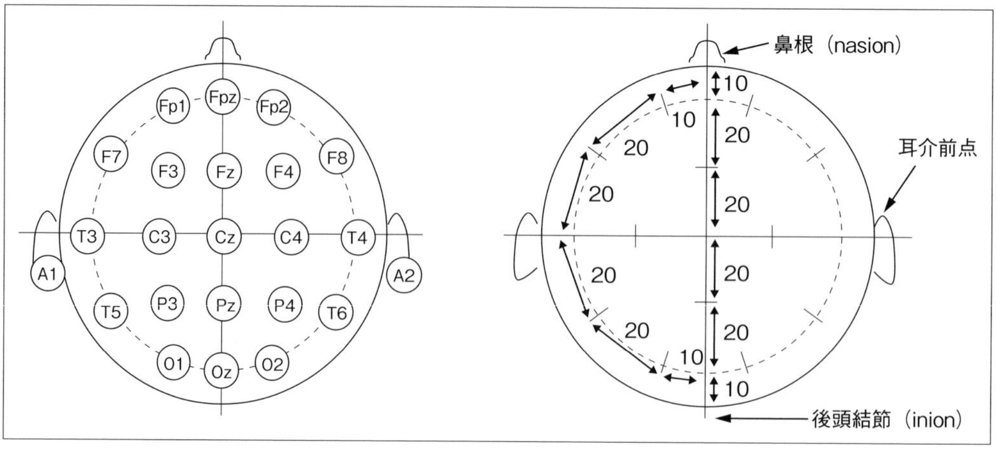

図 6-1　脳波電極の装着部位（Ten-twenty 法）

巻き尺，サージカルテープ，ベッドもしくは長椅子

（2）方　法

1. 電極の配置

脳波の電極配置は，Ten-twenty 法とよばれる国際基準で定められている（**図 6-1**）．各電極の位置の決め方は以下のとおりである．まず，鼻根部（nasion）と後頭結節（inion）の 2 点を結ぶ線を決める．さらに，両側の耳介前点を結ぶ線を決める．頭頂部で，この 2 本の線の交点となる部位を Cz と定める．さらに，鼻根部と後頭結節を結び Cz を通過する線上での長さを測定した後，鼻根部の側から 10%，20%，20%，20%，20%，10% の位置にある点をそれぞれ Fpz，Fz，Cz，Pz，Oz とする．次に，両側耳介前点を結び Cz を通る線上で，片方の耳介前点から 10%，20%，20%，20%，20%，10% の位置にある点を，左から T3，C3，Cz，C4，T4 とする．さらに，左側の Fpz，T3，Oz を通る円弧上で，10%，20%，20%，20%，20%，10% に位置する点を，前から Fp1，F7，T3，T5，O1 とする．右側も同様にして，Fp2，F8，T4，T6，O2 とする．さらに，接地電極は，眉間に配置する．これらの作業の際に，配置点となる位置を赤鉛筆でマークすると，それぞれの位置がわかりやすい．

2. 電極の装着

電極装着部位の皮膚の皮脂や汚れをアルコール綿でよくふき取る．頭髪がある部位では，毛髪をかき分けて皮膚表面を露出させる．装着部位の皮膚に電極用ペーストを塗布しておく．さらに，皿電極にペーストを盛って，ペーストが皮膚に馴染むように電極を皮膚に軽く押さえつけて接着させて，サージカルテープで電極を固定する．

3. 記録準備

電極を装着したら，脳波計（もしくは生体アンプ）のインプットボックスの定められた部位に電極リード線のピンを差し込む．インピーダンスチェック（生体アンプの場合はこの機能がないことがある）を行い，すべての電極の抵抗値が 10 kΩ 以下であることを確認する．被験者は，長椅子で仰臥位になり，リラックスする．

4. 較正記録

紙記録を行う場合は，紙送り速度を 3 cm/ 秒，較正用の矩形電圧（50 μV）を用いて記録感度を 50 μV/5 mm に設定する．デジタルアンプ内蔵の専用ソフトウエアを使用する場合，較正電圧をもとに適切な記録設定であることを確認する．

2) 記録手順

脳波の記録中，被験者を刺激しないよう静穏環境を保つ．実験者は，以下の記録に必要な指示を被験者に与える．また，補助者は，被験者が体を動かした時点，被験者に指示をした時点を記録する．

1. 目の開閉

実験者が被験者に閉眼と開眼を約 10 秒ごとに繰り返すよう指示を出し，閉眼・開眼時の脳波の違いを観察する．

2. ストレス負荷

実験者が被験者に閉眼で暗算を行わせる．暗算前後の閉眼中と，暗算中の脳波の違いを観察する．

3. アーティファクト

・脳波記録に混入する脳波以外の電気的信号をアーティファクトとよぶ．

・記録環境や設備が原因となるアーティファクトは原因を突き止めて脳波記録の際に取り除く．たとえば 50 Hz や 60 Hz の電源周波数の混入は，記録環境のシールドやアースの不備，皿電極内のペーストと皮膚の密着不足，記録電極やケーブルの電気抵抗が高いことによる可能性が考えられる．

・生体に由来するアーティファクトは取り除くことができないこともあるため，判読の際に脳波と区別ができるよう事前に確認するのが望ましい．原因には，眼球運動，眼瞼の開閉，体動，筋活動（特に咀嚼筋の収縮による筋電位の混入），心電図などがある．被験者にこれらを指示して，アーティファクトの混入状態を確認する．

4. 睡眠脳波

以上の記録が終了した後，被験者をベッド（もしくは長椅子）で睡眠させ，睡眠脳波の記録を試みる．

3) データ解析

脳波は目視による判読を実施する（**図 6-2**）．また，時間や電圧の目盛りを読んで，脳波の周波数や振幅を算出する．必要に応じて専用ソフトによるパワースペクトラル解析を実施すると，脳波の各周波数帯の活動量の変化を定量的に調べることができる．

1. 開眼，閉眼時の脳波の変化および α 波の特徴を解析する．
2. ストレス負荷時の脳波の変化を解析する．
3. 記録したアーティファクトの特徴を解析する．
4. 入眠前後の脳波の変化および睡眠時に出現する特徴的な脳波の波形を分析する．

脳波	波形	周波数	意識状態
β（ベータ）波	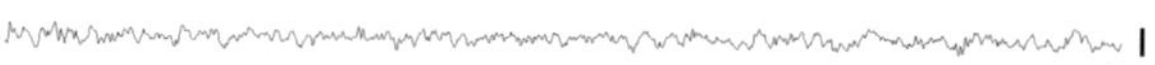	14〜30 Hz	覚醒，不安，緊張
α（アルファ）波	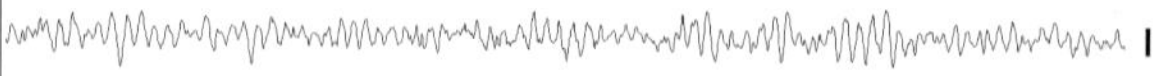	8〜13 Hz	覚醒，閉眼，リラックス
θ（シータ）波	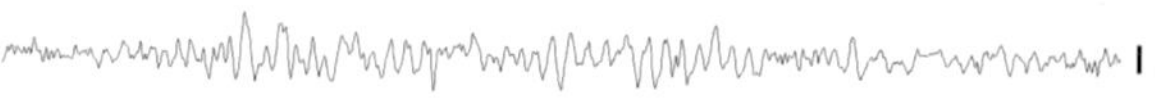	4〜7 Hz	まどろみ・レム睡眠
δ（デルタ）波	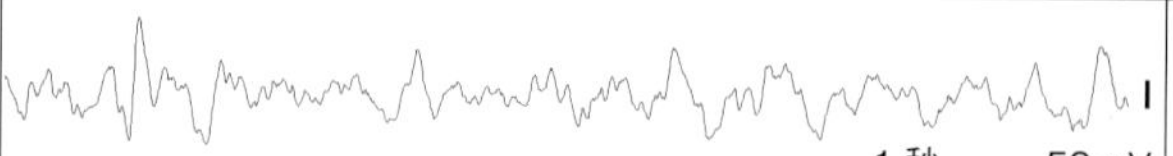 1 秒　50 μV	0.5〜3 Hz	熟睡（深いノンレム睡眠）

図 6-2　各種周波数を持つ脳波

4）考察事項

1. 脳波の発生機序について．
2. α 波の特徴について．
3. 各種アーティファクトが発生する機序について．
4. 脳波の変化や特徴的な脳波の出現をもとに，入眠や各睡眠段階を判別する．

Ⅱ　誘発脳波：体性感覚誘発電位

1）材料と方法

（1）材　料

被験者（ヒト），脳波用皿電極，電極用ペースト，アルコール綿（もしくは綿棒），色鉛筆（赤），巻き尺，サージカルテープ，誘発脳波計，刺激発生装置

（2）方　法

1. 導出電極（誘発電位を記録する電極）を頭頂（Cz：実験Ⅰ．自発脳波を参照のこと）と外耳孔を結ぶ線上で，頭頂から 7 cm 下方，2 cm 後方とする．基準電極は，刺激と反対方向の耳朶（A1 もしくは A2）に，接地電極を手首に装着する．
2. 刺激電極として，正中神経（もしくは尺骨神経）の走行に沿って，近位側に陰極，遠位側に陽極を装着する（双極電極）．電極装着後，徐々に刺激を強くして，手関節や手指がわずかに動く程度の刺激強度を運動閾値とする．
3. 被験者がリラックスした姿勢で閉眼させる．
4. 電気刺激は，持続時間 0.2 〜 0.5 ms の矩形波パルスとし，刺激強度は運動閾値より 10 〜 15％高く，刺激頻度を 2 〜 5 Hz に設定して与える．
5. 記録装置のフィルターをローカットを 1 Hz，ハイカットを 500 Hz に設定する．解析の時間幅を 100 ms，加算回数を 200 回に設定する．専用の記録装置では加算平均した波形を表示出力してくれる．200 回分の記録を連続して記録したデータを波形処理ソフトを用いて加算平均した波形を描画させることもできる．

2）データ解析

正負のピークをもつ複数の波形が誘発されるので，その潜時と振幅を計測する．

3）考察事項

・加算平均法について理解する．

・それぞれの波形の発生機序について考察する．

7

体性感覚

A 概説

感覚の強さ（E）は受容器に与えられた刺激の大きさ（R）によって決まる．刺激強度の変化は，受容器電位（あるいは起動電位；一般的に脱分極電位）の振幅に変換される．この電位振幅は一次感覚ニューロンの活動電位頻度（F）に変換され，中枢に伝えられる．感覚受容器が，刺激強度（R）を活動電位頻度（F）へと変換することを刺激強度の符号化とよぶ．上行性伝導路を中枢へと上行した活動電位は最終的に大脳皮質感覚野領域に到達し，感覚が知覚・認知されることで，生じる感覚の主観的な強さ（E）が決定する．加えて刺激強度が大きくなるほど受容野内で活動する感覚受容器の数も増加する．このように感覚強度は主観的なものであるが，心理物理実験では基準となる感覚の強さを比較したり，生じる感覚強度を数値で報告させることによって感覚の強さを客観化できる．

感覚の強さ（E）は刺激強度（R）の対数に比例する．これを Weber-Fechner の法則という．現在では Stevens のべき関数の法則のほうが正確にこの関係を示すとされている（**表 7-1**）．

一方で，Weber の法則は，刺激の識別閾（弁別閾）に関する法則である．いま刺激の強さ（R）を変化させ（R+ΔR）とする．かろうじて（R）と（R+ΔR）が等しくないと認めたとき，ΔR を識別閾という．したがって，識別閾は気づくことができる最小の刺激差である．本実習では，感覚の基本原理である Weber の法則の妥当性を検証し，感覚のメカニズムを理解する．

表 7-1　感覚の法則

Adrian の法則	刺激強度（R）は活動電位頻度（F）と比例する：　$F \propto \log R$
Weber の法則 （識別閾）	刺激強度（R）に対して，かろうじて識別できる強度強度が（R+ ⊿ R）であるとき，（⊿ R/R）は，（R）の大小にかかわらず一定である
Weber-Fechner の法則	感覚の強度（E）は刺激強度（R）の対数に比例する：　$E \propto \log R$
べき関数の法則 （Stevens の法則）	感覚の強さ（E）は刺激強度（R）の n 乗に比例する（K と n は個々の感覚の定数）： $E = KR^n$

B 目 的

・重量についての感覚の識別閾が Weber の法則に従うか検証する.
・顔面部皮膚・口腔粘膜に加えて身体各部における感覚点分布を検索する（第 20 章「顔面部皮膚・口腔粘膜表面感覚」参照).
・顔面部皮膚・口腔粘膜に加えて身体各部における二点識別閾を計測する（第 20 章「顔面部皮膚・口腔粘膜表面感覚」参照).
・感覚点分布と二点識別閾の関係から，顔面部皮膚・口腔粘膜領域の感覚と口腔機能の連関を理解する（第 20 章「顔面部皮膚・口腔粘膜表面感覚」参照).
・歯根膜感覚によって生じる「歯の位置感覚（植立部位の感覚)」を歯種別に検索する（第 21 章「歯根膜感覚」参照).

C 実験項目

I 重量感覚についての Weber の法則

1）材料と方法

(1) 材 料

検体（ヒト)，200 mL，300 mL あるいは 500 mL のビーカーそれぞれ 2 個，重量を計るための電子計りあるいは天秤

(2) 方 法

1. 重さ，底面の大きさが等しい 2 個のビーカーを用意し，水を入れてそれぞれ同重量になるよう調整する.
2. 目を閉じさせた被験者の左右の掌の上に 1 のビーカーを 1 つずつ載せ，被験者に軽く手を上下に動かして，左右の重さが等しいかどうかを確かめさせる.
3. もし，等しく感じない場合は，左右のビーカーを交換し，等しい重さの感覚が得られるようになってから次の実験に入る. このときは水を足したり，棄てたりしてはならない.
4. 両方のビーカーを下ろし，一方のビーカーの水をスポイトなどで少しだけメスシリンダーに移したのち，両ビーカーを再び手に載せて重さの比較をさせる. 重量の差を感じなければ，さらに少し減らす.
5. 4 の作業後，初めてその差を感じたときの重さ（R'）と元の重量（R：ビーカーの重量と水の重量を加えたもの）との差（ΔR_1)，すなわち $R - R' = \Delta R_1$ をメスシリンダーの目盛りで読む. 水 1 mL が重さ 1 g である. 数回繰り返して，ΔR_1 の平均値を求める.
6. 再度左右の重さが等しくなるよう調整する.
7. 一方のビーカーの水を前とは逆に少しずつ増やしていき，その差が識別できるようになったときの重さとの差（ΔR_2）を求め，数回繰り返して ΔR_2 の平均値を求める.
8. 元の重さ（R）を順次変化させ（400 g，300 g，100 g など，必ずしも区切りのよい重さでなくてよい)，手順 2 〜 7 を繰り返してデータを集める.

2）データ解析

・元の質量（R）ごとに，ΔR_1 と ΔR_2 の平均値 ΔR を求める．

・元の質量（R）に対する重さの識別閾値 ΔR の比を求める（$\Delta R/R$）.

・R を横軸にとり $\Delta R/R$ を縦軸にとってグラフに表す.

例）元の質量（R）を，200 g，400 g，300 g，100 g などと変化させたとき，それぞれの R（$R_{200\,g}$，$R_{400\,g}$，$R_{300\,g}$，$R_{100\,g}$）に対する ΔR（$\Delta R_{200\,g}$，$\Delta R_{400\,g}$，$\Delta R_{300\,g}$，$\Delta R_{100\,g}$）の比 $\Delta R/R$（$\Delta R_{200\,g}/R_{200\,g}$，$\Delta R_{400\,g}/R_{400\,g}$，$\Delta R_{300\,g}/R_{300\,g}$，$\Delta R_{100\,g}/R_{100\,g}$）を求める．

3）考察事項

・グラフから何が読み取れるか.

・Weber の法則は成立するか.

Ⅱ　触－圧点と痛点

第 20 章を参照のこと．

Ⅲ　二点識別閾

第 20 章を参照のこと．

Ⅳ　歯根膜感覚

第 21 章を参照のこと．

8

誘発筋電図（H 波，M 波）

A 概　説

誘発筋電図は，神経に対する電気刺激によって誘発される筋肉の活動電位を記録したものである．経皮的に末梢神経を電気刺激すると，筋肉を支配する遠心性線維と，筋紡錘からの感覚を伝える求心性線維の両方を刺激することができる．遠心性線維の電気刺激によって得られる誘発筋電図を M 波（M wave），求心性線維の電気刺激によって得られる誘発筋電図を H 波（H wave，Hoffman wave）とよぶ．

H 波と M 波は筋紡錘が備わっている筋から検出可能である．本章では比較的記録し易いヒラメ筋の誘発筋電図を例にして具体的な実験項目を説明する（**図 8-1，2**）．H 波誘発の仕組みは以下のとおりである．頸骨神経の電気刺激により，筋紡錘を支配する感覚神経である Ia 線維とヒラメ筋を支配する運動神経である α 線維のうち，より閾値の低い Ia 線維が先に興奮を始め，刺激強度の増加とともに α 線維が興奮を始めるため，潜時の異なる筋電図が観察できる．α 線維の活動電位は逆行性にも伝導（両方向伝導：興奮伝導の 3 原則の 1 つ）するため，興奮する α 線維の数が増えると，Ia 線維の電気刺激で生じた順行性の活動電位は逆行性の活動電位と衝突（collision）を起こして消滅する確率が高くなり，H 波は次第に減弱する．

B 目　的

・実際に H 波と M 波を誘発して，電気刺激の条件を変えた場合に起こる波形の変化を観察し記録を行う．

・H 波と M 波の発生機序を理解し，筋紡錘からの求心性入力によって起こる反射について考察する．

C 実験項目

1）材料および方法

（1）材　料

検体（ヒト），筋電図用増幅器（生体アンプ，細胞外電位計測用），オシロスコープ，電気刺激装置，記録電極（双極表面電極，2 個の皿電極または心電図用吸盤型電極），刺激電極（基準電極と探査電極，基準電極は金属か導電ゴムの板状電極あるいは心電図用吸盤型電極，探査電極は直径 1 cm 程度の球状の金属か導電ゴム），アース電極（心電図検査用で可），アイソレータ，簡易ベッド，導電性ペースト，アルコール綿，粘着テープ．以下はデータ収集にコンピュータを用いる場合：AD 変換ボード（例：PowerLab，ADInstruments 社），ハードディスク，

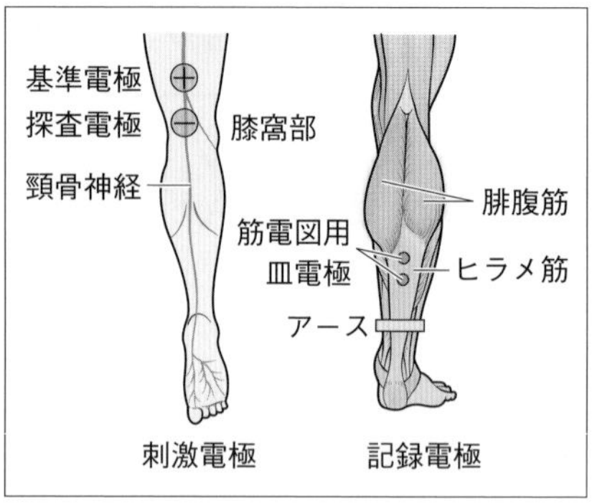

図 8-1　下腿筋と記録方法

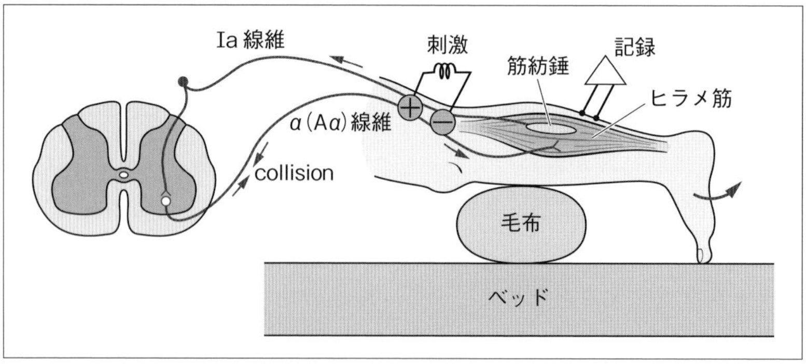

図 8-2　H 波と M 波の閾値と最大刺激の計測

データ収集アプリケーションソフトウエア

(2) 方　法

① 被験者の準備

被験者はショートパンツ着用のうえベッド上で腹臥位をとる．記録側の脚の腓腹筋やヒラメ筋の緊張を生じさせないために，下腿部とベッドの間に毛布などを置き，脚全体がリラックスした状態を保持する（ヒラメ筋が収縮すると足関節の底屈が起こる）．

② 記録電極の設置

図 8-1，2 に示すように，腓腹筋とヒラメ筋の境界を指標に，腓腹筋の内側頭と外側頭の谷に位置するヒラメ筋上の皮膚面に記録電極である双極表面電極（2 個の皿電極または心電図用吸盤型電極）を約 5 cm 離して貼付する．事前にヒラメ筋上の皮膚面をアルコール綿で清拭し汚れや油分等を除去しておく．皿電極を用いる場合，内側に導電性ペーストを塗布しておき，粘着テープを用いて貼付する．吸盤電極の場合は導電性ペーストを皮膚面に塗布しておく．なお，導電性粘着ゲルを用いたディスポーザブルの記録電極も市販されており，これを用いる場合は導電性ペーストを塗布する必要はない．筋電図は貼付した 2 個の表面電極間に生じる電位差として導出されるが，その電位変化は微弱であるため，記録電極のリード線を筋電図用増幅器の入力端子に接続して，増幅率を 1,000 倍以上に設定することで検出可能になる．

③ アース電極の設置

筋肉がない手首や足首の関節の皮膚面をアルコール綿で清拭，導電性ペーストを塗布し，アース電極を貼付してアース電極のリード線を電源のアース端子または地中からとった専用のアース端子に接続する．各装置のアースの接続も同様に行う．アース電極は各装置の電位の基準を決めるために必要であり，また，検体と電子機器をアースに接続することで，ハムなどのノイズの混入を低減できる．

④ 刺激電極の設置

誘発筋電図を得るためには，ヒラメ筋を支配する頸骨神経の電気刺激を行う（**図 8-1，2**）．刺激電極の基準電極（陽極）は上腿に貼付し，探査電極（陰極）は膝窩部の頸骨神経上に当てる．いずれの電極も貼付する前に，皮膚面をアルコール綿で清拭し，導電性ペーストを塗布しておく．各刺激電極のリード線を電気刺激装置およびアイソレータ(定電流刺激を用いる場合)の出力端子に接続する．

⑤ 電気刺激の条件

電気刺激の条件として，矩形波パルス，持続時間 0.8 ～ 1.5 msec，刺激頻度 1 Hz 程度で単発刺激を繰り返し行う．刺激強度は定電流刺激の場合，1 mA 程度から次第に強度を上げ，ヒラメ筋が最も強く収縮するような刺激点を見つける．定電圧刺激の場合は 50 V 程度から始める．最適な刺激点が見つかったら探査電極をその位置に固定する．H 波の促通の観察と回復曲線を得るためには，2 発の連続刺激を用いる（詳細は下記⑦ -6 参照）．

⑥ 筋電図の記録

生体アンプで増幅した電気信号を最も簡便に記録する方法としては，波形をオシロスコープで観察し，画面上の波形を透明シートでトレースまたは撮影する方法がある．また，AD 変換ボード，コンピュータ，データ収集アプリケーションソフトウエアを用いてハードディスクに記録しておくと，オフラインで解析することができる．その他，レクチコーダーやサーマルアレイなどを用いて波形を紙媒体に印字する方法もある．

⑦ H 波と M 波の観察と記録

1. オシロスコープの設定

   横軸（掃引速度）は 10 msec/div 程度，縦軸（電圧）は 1 mV/div 程度の設定にしておき，得られる波形に合わせて適宜調整する．掃引設定を電気刺激のタイミングに合わせたトリガーモードにすると観察し易い．
2. 単発の電気刺激の強度を徐々に上げていき，最初に H 波が出現するのを観察し，H 波が出現したときの刺激強度（H 波の閾値）を記録する（**図 8-3**）．
3. さらに刺激強度を上げていき，H 波より潜時の短い M 波が出現するのを観察し，M 波が出現したときの刺激強度（M 波の閾値）を記録する（**図 8-3**）．
4. さらに刺激強度を上げていき，H 波の振幅が最大となるときの刺激強度を記録する（**図 8-3**）．
5. さらに刺激強度を上げていき，H 波の振幅が減少し，代わって M 波の振幅が増大するのを観察し，H 波が消失したときの刺激強度と M 波の振幅が最大となる時の刺激強度を記録する（**図 8-3**）．

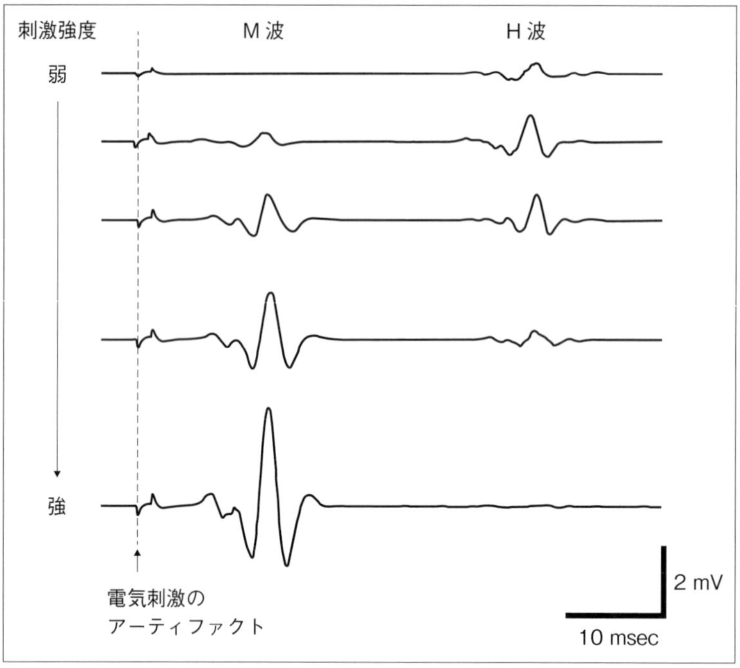

図 8-3　H 波と M 波の記録
頸骨神経の単発電気刺激(1 ～ 10 mA)により誘発されたヒラメ筋の筋電図. 弱い電気刺激では H 波のみが出現し，刺激の強度を上げると M 波が出現する．さらに刺激強度を上げると，H 波が減弱し，消失する.

6. 電気刺激装置の設定を変更して，2 発連続刺激（刺激間隔を 100 msec）にする．刺激強度の設定は，初発は H 波の閾値よりわずかに小さく，2 発目は H 波の閾値よりわずかに大きい値とする．この設定で刺激を開始し，徐々に刺激間隔を短くしていき，2 発目の刺激で誘発される H 波の振幅の変化を観察する.

2）データ解析

1. H 波と M 波の振幅をそれぞれ刺激強度に対してプロットする.
2. 横軸に 2 発連続刺激の間隔を，縦軸に第 2 刺激により誘発される H 波の振幅の H 波最大振幅に対する割合をプロットして，H 波の回復曲線を作成する.

3）考察事項

1. H 波と M 波の振幅と刺激強度との関係について説明せよ.
2. H 波と M 波の誘発機序について説明せよ.
3. 刺激強度の増加に伴って H 波が次第に減弱し，ついには消失して M 波だけになる機序について，頸骨神経に含まれる神経線維の種類と数，閾値の違いなどの観点から説明せよ.
4. H 波の促通の機序を説明せよ.

第 3 編

顎口腔系の機能に関係した実習

9

歯の動揺度

A 概 説

咀嚼または咬合時に，歯は歯根膜の緩圧作用によってわずかではあるが動揺する．これを歯の生理的動揺という．健全歯に水平方向から 0 ～ 100 g の力を加えると，歯の変位量，すなわち動揺度は直線的に増加する．健全歯に 100 g 程度の水平的な圧力を与えると，加圧された方向へ傾斜し，加圧側の歯根膜線維は伸展しようとするために動揺が生じる（初期動揺）．初期動揺が生じるためには，歯根膜が健康でなければならない．したがって，歯根膜のない移植歯あるいはインプラント歯などでは，初期動揺はみられない．

初期動揺の出現は歯根膜腔の広さや歯根の形態よりも，歯根膜の性状や配列が正常であるか否かによって決まる．100 ～ 1,500 g の水平的な圧力が歯に加わると，加圧側の歯根膜は伸展し，さらに歯槽骨の歪みを伴う動揺が生じる（中間期動揺）．中間期動揺は歯根膜および歯槽骨の粘弾性体としての物理的な性状で決まる．荷重をさらに増加させて，1,750 g 程度にすると，歯の動揺はきわめてわずかとなり，ほとんど動揺しなくなる（終期動揺）．

このように，歯の動揺は歯根膜および歯槽骨の形態的機能的要因によって影響されるが，歯肉はあまり関与しない．歯根の形や数によって歯の動揺は異なるが，最も大きな要因は歯周組織，特に歯根膜の性状である．歯周疾患により歯槽骨の吸収が生じ，歯を支持する歯根膜の量が減少すると，歯の動揺は増大する．一方，咬合性外傷や炎症により歯根膜や歯肉の線維が変性し，質的に低下しても歯の動揺は増す．したがって，歯の動揺度診査は歯周疾患の診断の一助となる．

生理的動揺には，年齢差，性差および日時差がみられる．女性では月経周期や妊娠月数に伴って歯の動揺度に変化がある．若年者の歯は，成人の歯よりも歯周組織，特に歯根膜の粘弾性が高いため，歯の動揺（特に初期動揺）は大きいが，以後増齢的に減少する．また一般に，唇側方向への動揺のほうが舌側方向への動揺よりも大きい．

ところで，永久歯歯列は隣接歯同士が接触点を介して接触している．したがって，咬合力は歯根膜に緩衝されると同時に接触点を介して隣接歯にも伝わり緩衝される．隣接歯のない孤立歯が動揺しやすいのはこのような理由による．

また，健全歯でも病的歯でも荷重を何回も反復して加えると，動揺はだんだんと増加する．とりわけ，歯周病では歯の動揺は顕著である．

B 目　的

・歯根膜の機能，特に咬合力の緩衝作用としての歯の生理的動揺について理解する．
・歯の動揺は歯周組織の形態や機能に関係すること，また歯周組織は粘弾性体であることを理解する．
・歯の動揺のメカニズムは，歯根膜線維の機械的緩圧作用と，それに続く歯槽骨の変形であることを理解する．

C 実験項目

I 歯の動揺度の測定

1）材料と方法

（1）材　料

検体（ヒト），歯科用ピンセット，ペリオテストM（その他ダイヤルゲージ，ストレインゲージ，差動トランスなど歯の動揺度の計測器）

（2）方　法

歯の動揺の定性的測定は，臨床的にはピンセットを用い，前歯は切縁を挟み，臼歯は咬合面の小窩に先端を押し当てて動かし，そのときの力の強さと歯の動き具合で判定する．判定基準はMillerの動揺度の分類（**表9-1**）が基準になっている．

定量的測定には，①ペリオテストM（**図9-1**）など，歯に打診を繰り返し接触時間の差異をマイクロコンピュータが算出する方法および②歯の荷重量と変位量を測定する方法（ダイヤルゲージやストレインゲージ，差動トランスなど）がある．

ここでは，ピンセットを用いて歯の動揺度を定性的に測定する．さらに，ペリオテストMにより歯への繰り返し打診と接触時間から算出された定量的な動揺度を測定する（**図9-2**）．

表9-1　Millerの動揺度の分類

動揺度	名称	臨床的判定基準	唇舌方向へ動く範囲（約250 gの力）
0度	生理的動揺	ほとんど動くと感じない 他の歯に比べて下顎前歯はやや大きい	0.2 mm以下
1度	軽度の動揺	唇舌方向にわずかに動く	0.2～1.0 mm
2度	中等度の動揺	唇舌方向に約1～2 mm動く 近遠心方向にもわずかに動く	1.0～2.0 mm
3度	高度の動揺	唇舌近遠心方向に約2 mm動く しかし垂直（歯軸）方向にも動く	2.0 mm以上

生理的または非生理的な力によって歯が動くことを歯の動揺という．歯の動揺は，診断や治療に関与するため，重要な診査項目の1つとなっている．その評価として，Millerの動揺度の分類を用いる．

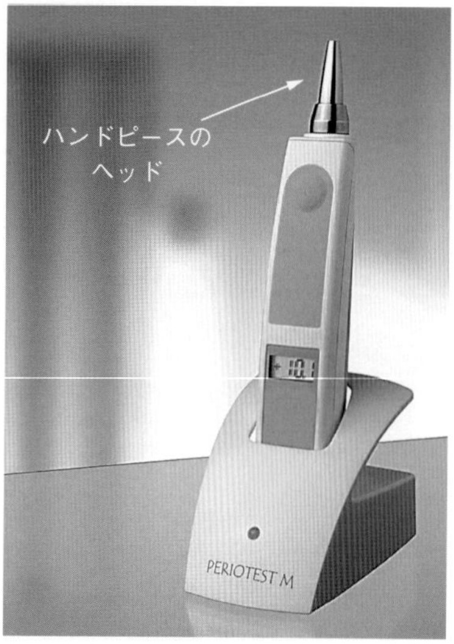

図 9-1　ペリオテスト M
（写真提供：東京歯科産業株式会社）

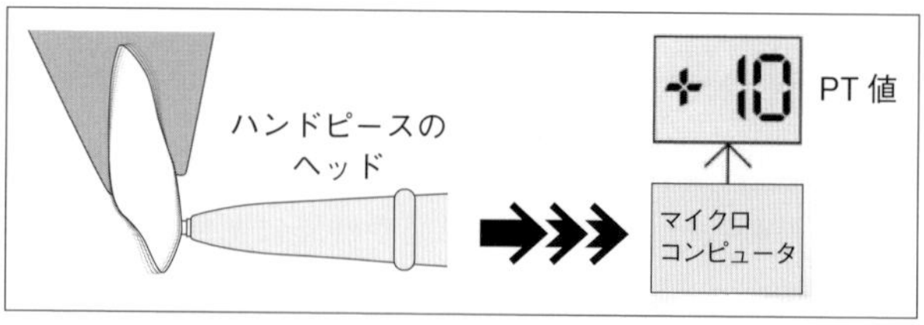

図 9-2　ペリオテスト M を用いた歯の動揺度の測定

表 9-2　ペリオテスト値

臨床的動揺度	臨床的性状	ペリオテスト値（PT 値）
0	動揺が認められない	PT −8 〜 0
		PT 0 〜 +9
Ⅰ	触診で動揺が感じられる	PT +10 〜 +19
Ⅱ	視覚的に動揺が認められる	PT +20 〜 +29
Ⅲ	舌や口唇で歯が動揺する	PT +30 〜 +50

1. ピンセットで約 250 g の力を加えて全歯の動揺度を検査する．測定項目は，①頰舌的な動揺の程度，②近遠心的な動揺の程度，③垂直的な動揺の程度，④それらの動揺の範囲（mm 単位で評価），⑤測定時の疼痛の有無とし，動揺度の評価には Miller の動揺度の分類（**表 9-1**）を用いる．
2. ペリオテスト M のハンドピースを歯面に直角に当て，歯の動揺度を測定する．

ペリオテスト M は，ハンドピースのヘッドが約 4 秒間に 16 回歯面をタッピングする．歯周組織が健全であれば歯は安定しているため，歯面をタッピングしたヘッドの跳ね返りは強いが，歯槽骨や軟組織に異常があるとヘッドの跳ね返りは弱く，歯面とヘッドの接触時間がわずかに長くなる．この接触時間の差異をペリオテスト M に内蔵されているマイクロコンピュータが計算し，平均値をペリオテスト値（PT 値）として −8 〜 +50 の数値（**表 9-2**）で表示する．

3. 同一歯について，時間をおいて 3 回測定し，その平均値を求める．

2）データ解析

・2 人が 1 組となり，上・下顎の中・側切歯および犬歯・小臼歯・大臼歯の各歯冠に水平荷重を加えたときのそれぞれの変位量または PT 値を測定し，その結果を記録する．
・健全歯では，歯種にかかわらず 100 g 前後で初期動揺から中間期動揺への変曲点がみられることを確認する．

3）考察事項

・初期動揺は歯根膜が健全でなければ生じない．その理由を考察する．
・歯種による動揺度の差異を検討する．

10

唾液分泌

A 概　説

唾液は唾液腺から口腔内に分泌される外分泌液であり，食物の化学的消化作用のほか，咀嚼，嚥下，味覚および発音などの口腔機能に重要な役割をもつ．また，洗浄，中和（緩衝）および再石灰化などの作用も有しており，口腔内環境（歯，歯周組織や口腔粘膜）を保護する役割を備えている．

唾液は分泌様式の違いから，安静時唾液（固有唾液）と刺激唾液（反射唾液）の２つに大別される．安静時唾液は，刺激がない安静時にもたえず少量ずつ分泌されており，ムチンを多く含んでいるため粘度が高く，歯や口腔粘膜に強く付着する性質をもっている．一方，刺激唾液は，口腔内あるいは口腔外からの刺激によって多量に分泌される．刺激唾液は，味覚（味覚唾液反射）や口腔内の触圧刺激（咀嚼唾液反射）で分泌される無条件反射によるものと，視覚，聴覚および嗅覚に基づく条件反射によるものがある．刺激唾液は食物を湿潤し，味の受容（溶媒作用）を促すとともに，咀嚼や嚥下を円滑にしている．

唾液の分泌量や性状の比較には，口腔内の全唾液を採取する方法が広く用いられている．また，各唾液腺（耳下腺など）の分泌量を比較する場合には，唾液採取器を用いて，導管開口部から口腔内に分泌される唾液を採取する方法が用いられる．

B 目　的

安静時唾液と刺激唾液の唾液分泌量（唾液分泌速度），pH，イオン濃度（Na^+ と K^+），浸透圧の違いについて理解するとともに，唾液分泌機構について考察する．

C 実験項目

1）材料と方法

（1）前準備

検体としてヒトの全唾液を用いる．唾液採取前に，ブラッシングと含嗽で口腔内清掃を行う．歯磨き粉は，唾液分泌に影響を与えるので用いない．

（2）唾液の採取

安静時唾液は反射による唾液分泌をできるだけ避けるために無念無想で，かつ舌や顎を動かさないように注意して口腔内に貯留させる．咀嚼－唾液反射を介する刺激唾液は，パラフィルムの咀嚼によって採取する．咀嚼は，１分間に 80 ～ 90 回にセットされたメトロノームの音に合わせて行う．口腔内に貯留した唾液は，ポリ試験管にすべて吐き出して採取する．

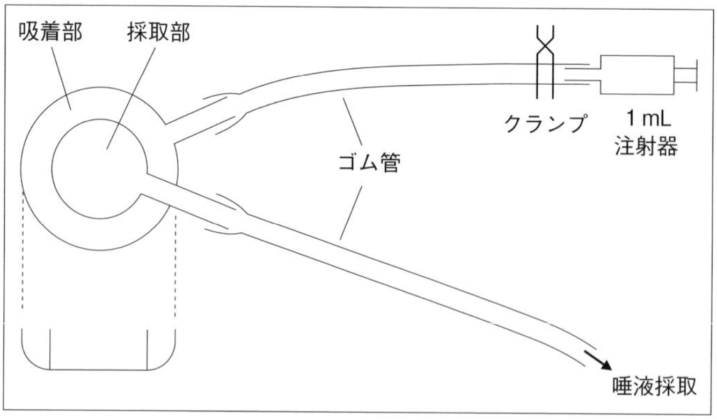

図 10-1　ヒトの耳下腺唾液採取器 [1]
実験者が被験者の耳下腺乳頭に採取器を位置する．被験者は注射器で吸着部を陰圧にして固定する．ラシュレーカップとよばれている．

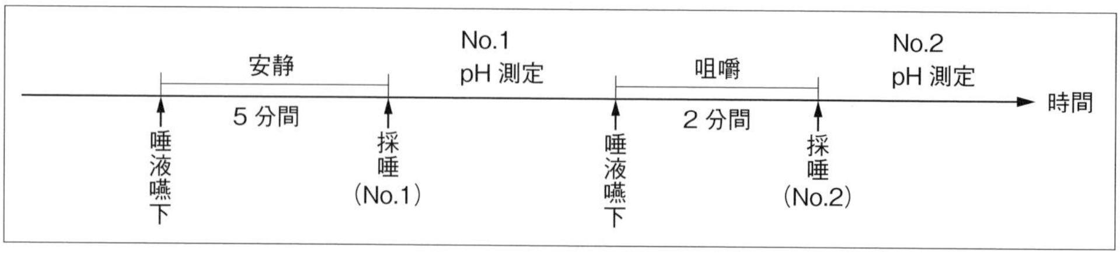

図 10-2　唾液採取と pH 測定のタイムスケジュール

なお，耳下腺単独の刺激唾液採取には，耳下腺唾液採取器（**図 10-1**）を用いる．採取器を頬部の耳下腺乳頭部に当て，注射器で陰圧にして吸着させ，クランプを閉じる．過度に陰圧にして頬粘膜を傷つけないようにする．咀嚼時には採取器が外れやすいので注意する．測定前にガムを噛んで採取チューブ先端まで唾液が達するようにしてから採取を開始する．

（3）唾液分泌量（mL）および唾液分泌速度（mL/ 分）の測定

唾液採取に用いるポリ試験管はあらかじめラベル（安静時および刺激唾液）し，それぞれのポリ試験管の重量を電子天秤を用いて測定する．唾液の比重を 1 として，唾液を採取したポリ試験管の重量を測定し，唾液採取前後のポリ試験管重量の差から唾液分泌量および唾液分泌速度を求める．

（4）pH の測定

安静時および刺激唾液の採取と pH 測定は，**図 10-2** のタイムスケジュールに従って行う．

唾液の pH 測定には，pH 試験紙を用いる．pH 試験紙はピンセットでつまみ，採取した唾液に軽く浸した後，試験紙の変色色調を pH 標準比色表と比較して pH を測定する．試験紙の色調は，時間の経過とともに変化してしまう（重炭酸イオンが二酸化炭素に解離してしまうため）のですみやかに行う．

（5）Na^+ と K^+ 濃度の測定（mM）

唾液の Na^+ と K^+ 濃度の測定には，イオンメーター（コンパクトウォータークオリティメーターなど）を用いる．採取した唾液を蒸留水を用いて 2 倍希釈して，イオンメーターのセンサ

表 10-1　唾液実習のまとめシート

実施年月日　　　　　　　　　　班

学生番号　　　　　　　　　　　氏　名

	採唾前ポリ試験管重量 (g) 採唾後ポリ試験管重量 (g)	分泌量 (mL)	分泌速度 (mL/分)	pH	Na^+濃度 (mM)	K^+濃度 (mM)	浸透圧 (mOsm／L)
安静時		／5分					
刺激時		／2分					

一部に数滴滴下する．しばらく経過した後，表示された値を読み取り，数値を 2 倍して真値を求める．測定後はセンサー部を水道水および蒸留水にて洗浄し，水滴をティッシュペーパーで拭き取る．

(6) 浸透圧の測定（mOsm/L）

浸透圧の測定には，自動浸透圧測定装置を用いる．蒸留水を用いて 2 倍希釈した採取唾液（約 200 μL）をサンプルカップに入れる．測定後，印刷されたデータシートから値を読み取り，数値を 2 倍して真値を求める．

2）データ解析

安静時唾液と刺激唾液から得られた各測定値は，**表 10-1** にまとめる．

3）考察事項

・安静時唾液と刺激唾液の分泌量の違いが生じる理由を考察する．

・安静時唾液と刺激唾液の pH の違いが生じる理由とそれらの唾液の中和作用（緩衝作用）との関連性を考察する．

・安静時唾液と刺激唾液の Na^+ と K^+ 濃度の違いが生じる理由とそれらの唾液分泌機構における役割を考察する．

・安静時唾液と刺激唾液の浸透圧の違いとそれらの違いが生じる理由を考察する．

11

唾液の性状

A 概　説

唾液は特に刺激を受けない安静時でも常に少量分泌されており，口腔内衛生の維持や口腔粘膜の保護に重要な役割を果たしている．唾液分泌量が低下すると口腔乾燥症になり，重篤な齲蝕や歯周疾患，口腔粘膜の感染症の原因になる．特に，唾液の pH 緩衝能は，口腔内細菌の産生する酸を中和することから，齲蝕の予防に重要な役割を担っている．

唾液腺は自律神経の二重支配を受けており，副交感神経刺激により水分泌，交感神経刺激でタンパク質分泌が促進されるため，どちらが優位になるかで唾液の量と性状が変化する．さらに，唾液の分泌量・組成は，食物の摂取（味覚・咀嚼）という刺激によってはもちろん，他にもさまざまな外部刺激，精神状態，健康状態によって変化することから，人体の状態をよく反映する指標になると考えられている．体液の中で最も容易かつ安全に採取できる検体であるため，疾病やストレスの診断にも応用可能であると期待されている．

本章では，口腔内を健全に保つための唾液の役割を理解し，唾液の性状として pH と酸緩衝能，アミラーゼ活性を測定する方法を学ぶ．

B 目　的

- 3 大唾液腺の名称と役割，口腔内の導管開口部を学ぶ．
- 安静時唾液とは何か理解する．
- 原唾液の生成と導管における分泌・再吸収機構を理解する．
- 唾液分泌速度と唾液 pH・酸緩衝能の関係を理解する．
- 唾液タンパク質の分泌機構を理解する．
- 唾液の組成や分泌量が外部刺激や体内環境により変化する仕組みを理解する．

C 実験項目

I 唾液 pH と酸緩衝能の測定

唾液には緩衝能があり，口腔内細菌が産生する酸を中和する働きがあるため，齲蝕の予防に重要である．唾液 pH は分泌速度により変化することがよく知られている．安静時および咀嚼刺激時の唾液 pH を比較し，塩酸の添加に対する緩衝能を測定する．

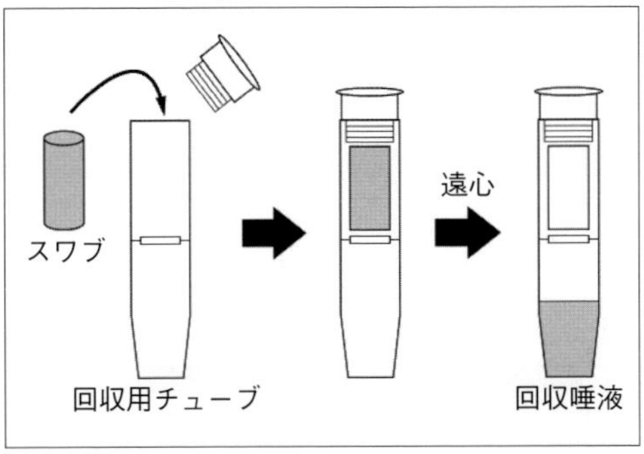

図 11-1　スワブと回収用チューブを用いた唾液回収の手順

1）材料と方法

（1）材　料

・Salimetrics oral swab，Swab storage tube（Salimetrics 社）

・pH 試験紙：①ホールレンジ（pH 0 ～ 14），②クロールフェノールレッド（CPR）（pH 5.0 ～ 6.6），③ブロモチモールブルー（BTB）（pH 6.2 ～ 7.8），④クレゾールレッド（CR）（pH 0.4 ～ 2.0，7.2 ～ 8.8）

・pH メーター

・較正用標準緩衝液（pH 4，pH 7，pH 10）

・0.02 N HCl 溶液

（2）方　法

唾液中には重炭酸イオンが含まれているが，時間とともに大気中に炭酸ガスが放出され，アルカリ性に傾いていく．そのため，採取後なるべく早く pH を測定する必要がある．

1. 唾液の採取（**図 11-1**）

（1）スワブと Swab storage tube（唾液回収のための遠心用チューブ）の重量を正確に測定しておく．

（2）被験者の口腔内をティッシュペーパーで拭き，口腔内の唾液を取り除く．

（3）ティッシュペーパーを取り出し，2 ～ 5 分間計測し，唾液を口腔内にためる．

（4）被験者の舌下部にスワブを入れ唾液を吸収させ，取り出す．

（5）ただちにスワブを遠心用チューブに入れ，1,500 × g で 5 分間遠心し，唾液を回収する．

（6）スワブ，チューブを合わせて重量を測定し，採取前の重量を引いて，唾液重量とする．

（7）無味・無臭ガムを 1 分間咀嚼後，口腔内の唾液を嚥下し取り除く．その後，2 分間連続咀嚼しながら唾液を口腔内にため，同様に採取・回収する．

2. pH 試験紙による pH 測定（**図 11-2**）

（1）まずホールレンジ試験紙でおおよその pH を測定する．

（2）（1）で得られた結果をもとに，該当する範囲を測定できる pH 試験紙を選んで，より正確な pH を測定する．

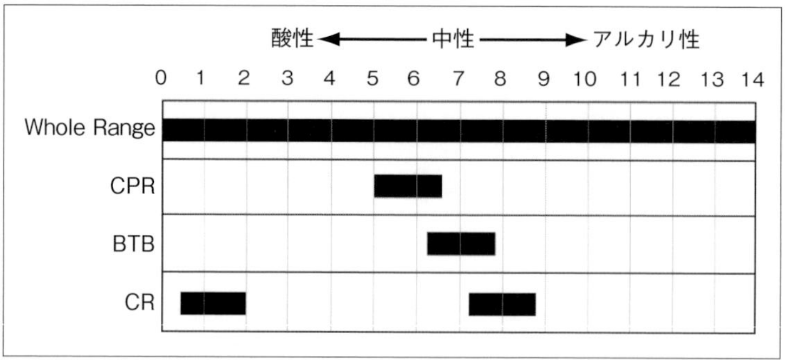

図 11-2　pH 試験紙の測定範囲

①ホールレンジ（pH 0 ～ 14）
②クロールフェノールレッド（CPR）（pH 5.0 ～ 6.6）
③ブロモチモールブルー（BTB）（pH 6.2 ～ 7.8）
④クレゾールレッド（CR）（pH 0.4 ～ 2.0，7.2 ～ 8.8）

pH 試験紙は，ろ紙に pH 指示薬をしみこませたものなので，試験紙を被検液に浸しすぎると指示薬が洗い流されて正しい pH が測定できなくなる．pH 試験紙を直接，被検液につけず，ガラス棒などに被検液をつけて pH 試験紙につけて発色させる．発色後に pH 試験紙に付属している標準比色表と比べて pH を決定する．サンプルの緩衝能が弱いときや塩濃度が高いときには誤差が生じやすい．また，タンパク質の吸着により発色が変化する可能性があるので注意する．

3. pH メーターを用いた pH および酸緩衝能の測定

ガラス電極 pH メーターは，ガラス薄膜に pH 応答性に生じる起電力を測ることによって pH を測定する．pH 検出のためには，ガラス薄膜をもつガラス電極，それと対になる比較電極が必要である．ガラス電極と比較電極を組み合わせたガラス複合電極がよく用いられる．また，ガラス電極に発生する起電力には温度依存性があるため，温度による補正を行わなければならないが，電極に内蔵されている温度素子によって温度補償を行っていることが多い．

pH メーターは，使用前に電極を蒸留水でよくすすぎ，標準緩衝液で較正をしておく．標準緩衝液と被検液は同じ温度にすることが望ましい．詳細については，機器に付属する説明書をよく読むことが必要である．

少量のサンプルでも測定できるコンパクト pH メーター LAQUAtwin（堀場製作所）を用いると，唾液の酸緩衝能の測定も容易である．

①唾液 0.25 mL を pH メーター（LAQUAtwin）のセンサー部分にのせて pH を測定する．唾液の粘性が高い場合があるので，ピペットはゆっくり吸って正確な量を取る．
② 0.02 N HCl 溶液 50 μL をセンサー部分にのせた唾液に添加し，ピペッティングによって混和する．センサーをピペットのチップ先でつつかないように注意する．pH の変化を記録する．
③さらに 2 回，HCl 溶液の添加と pH の測定を行う．

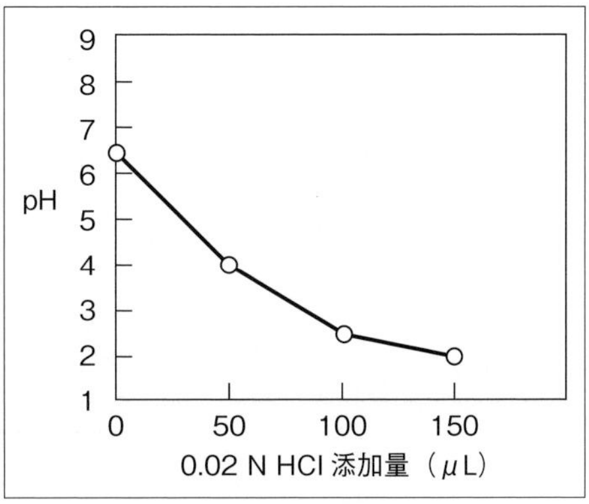

図 11-3　唾液の酸緩衝能曲線の例

④ HCl（0.02 N）の添加量と pH 値をグラフにプロットし，酸緩衝能曲線（**図 11-3**）を求める．

2）データ解析

・pH 試験紙と pH メーターによる測定値を比較する．

・安静時唾液と咀嚼刺激時唾液の pH および酸緩衝能を比較する．

3）考察事項

・唾液分泌量と唾液 pH の間の関係について考察する．

・唾液 pH および酸緩衝能が変化するメカニズムを考察する．

・唾液腺腺房部で生成された唾液と口腔内に分泌された唾液の組成の違いについて考察する．

Ⅱ　ヒト唾液アミラーゼ活性の測定（DNS 法）

アミラーゼがデンプンを分解するとマルトースが生じる．マルトースの還元力を利用した，ジニトロサリチル酸（DNS）のニトロ基還元による呈色反応を測定することによってアミラーゼ活性を定量する[1)]（**図 11-4**）．本項目では，安静時および刺激時の全唾液中アミラーゼ活性を測定し，アミラーゼの分泌調節について考察する．

1）材料と方法

（1）材　料

・唾液採取用ストロー，サンプルチューブおよび反応用チューブ

・デンプン溶液：水溶性デンプンを 6.7 mM NaCl-0.02 M リン酸緩衝液（pH 6.9）に溶解する（20 mg/mL）．

・アミラーゼ活性測定用発色基質（DNS 溶液）：3，5- ジニトロサリチル酸 1 g を 2 N NaOH 20 mL および蒸留水 50 mL に溶かした後，ロッシェル塩 30 g を加える．100 mL になるまで水を加える．

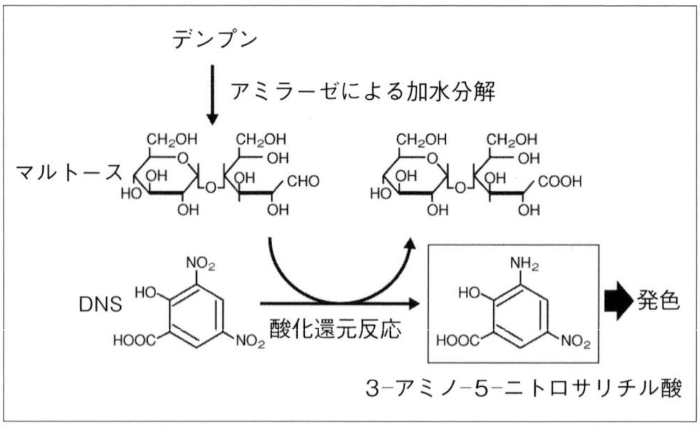

図 11-4　アミラーゼ活性測定の原理

・分光光度計

(2) 方　法

1. 唾液が自然に分泌されるのを待ち，唾液をためたところで唾液採取用ストローをくわえて唾液をサンプルチューブ中に出させる．
2. 唾液を 10 ～ 500 倍に希釈し，ピペットでよく撹拌する．
3. 反応用チューブを用意し，希釈唾液 10 μL，0.02 M リン酸緩衝液 40 μL を各チューブに加える．ネガティブコントロールとして，リン酸緩衝液 50 μL のみのチューブも用意する．デンプン溶液 50 μL を加えて撹拌後，ただちに 30℃で 5 分間インキュベートする．
4. DNS 溶液を 0.2 mL 加え撹拌する．
5. 5 分間煮沸後，氷冷し，蒸留水を 0.7 mL 加える．
6. 分光光度計を用いて 530 nm の吸光度を測定する．
7. 検量線の作成：0.1 ～ 10 mg/mL 程度のマルトース溶液 0.1 mL を用い，4. 以下の手順でマルトース濃度に対する吸光度の標準曲線を作成する．

2) データ解析

1. ネガティブコントロールも 530 nm に発色するので，それぞれのサンプルの吸光度から差し引き，正味の吸光度を求める．マルトース標準曲線から，唾液 1 mL がデンプンを分解して生じるマルトースの mg 数を相対的なアミラーゼ活性（mg maltose/mL）として定量する（**図 11-5**）．

例として，唾液を 100 倍に希釈したサンプルの正味の吸光度が 1.7 の場合を示す．

アミラーゼ活性：100 倍に希釈した唾液 0.1 mL によって，0.25 mg のマルトースが生じたので，0.25/0.1 × 100 = 250 mg maltose/mL と求められる（**図 11-5**）．

2. 条件反射唾液や咀嚼唾液，踏み台昇降など運動後の唾液を採取し，アミラーゼ活性を測定する．各種刺激による唾液 1 mL あたりの活性および全唾液内の総アミラーゼ活性と時間経過を調べる．

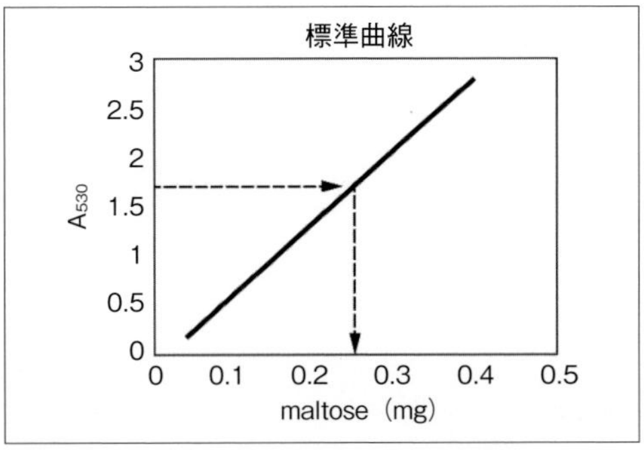

図 11-5　マルトース発色の標準曲線例

3）考察事項

・アミラーゼの分泌機構について考察する．

・各種刺激により，どのような経路でアミラーゼ分泌が調節されるか考察する．

12

皮膚および口腔の血流量測定

A 概　説

近年の高齢化や生活習慣の変化に伴い，循環器疾患は生命予後のみならず，QOL にも大きく影響する．医療や健康管理にはこれまでになく高い関心が集まり，血流は血圧と並んで重要な循環指標となりつつある．なかでも皮膚血流といった微小循環血流は，外部刺激に応じた生体の情報や自律神経機能に関する情報を得ることができる指標である．たとえば，体温調整反応として皮膚血管の収縮・拡張による血液量の変化により微小循環血流は調整される．また，局所の血行動態は炎症と密接な関係があり，血流量や酸素飽和度の測定により炎症の程度，代謝活性などを定量的に把握することができる．

心臓（左心室）から出る動脈血は，厚い弾性組織の層と収縮性をもつ平滑筋層からなる大動脈（直径 2.5 cm）に押し込まれる．動脈血管は枝分かれを繰り返し，管の直径は徐々に細くなる．筋肉や皮膚など各組織に血液を供給する小動脈では管壁に占める平滑筋層の割合が増す．大動脈と異なり小動脈は管壁の平滑筋層が相対的に厚いため，筋収縮により血管径が小さくなるよう「血管収縮」することで内部の血液を押し流すことが可能となる．これにより末梢部分への血液供給が調節される．小動脈がさらに枝分かれし，細動脈となり毛細血管に移行する手前では直径は数十 μm にまで細くなり，さらに細動脈は組織内で分岐し，管壁の平滑筋層はまばらとなり，平滑筋をもたない毛細血管（動脈側直径約 5 μm・静脈側直径約 9 μm）となる．毛細血管の血流量は，直前の細動脈管壁の平滑筋や，細動脈からの分枝部で毛細血管の入口を取り巻く平滑筋の収縮・弛緩に影響される．

手のひら，足の裏の皮膚，口腔では口唇，舌で特に発達している動静脈吻合血管は，細動脈が毛細血管を通らず細静脈と連結し，毛細血管網をバイパスする血管である．吻合部はコイル状の血管になっており，他の血管同様（毛細血管を除く）に交感神経支配を受ける．動静脈吻合血管壁の平滑筋が収縮・弛緩することで皮膚を通過する血流を大きく変えることができる．温かな動脈血を大量に体表面付近に送ることができるため，動静脈吻合は，体温調節における重要な効果器の 1 つとなっている．

B 目　的

- 温熱要因やそれ以外の非温熱性要因（メカニカルストレスや化学的要因）による血流量への影響を検討する．
- 非温熱性要因（メカニカルストレスや化学的要因）による口腔組織の血流量への影響を検討する．

C 実験項目

I 皮膚の血流量測定

1）材料と方法

(1) 材　料

検体（ヒト），レーザードップラー血流計（**図 12-1**），血流測定用プローブ（**図 12-2**），酸素飽和度測定器（パルスオキシメータ），冷水（4℃程度），温水（40℃），熱水（42℃＜）

(2) 方　法

1. レーザードップラー血流計を用いて指先の血流量を，酸素飽和度測定器を用いて酸素飽和度を測定する．レーザードップラー血流計は，プローブの先端を皮膚に軽く接触させ，血流の波形が生じる箇所を探し平均血流速度（MN）を測定する．
2. 温水（40℃）に 1 分程度手全体を浸すことにより温刺激を与えた後，レーザードップラー血流計を用いて指先の血流量，酸素飽和度測定器を用いて酸素飽和度を測定する．
3. 冷水（4℃）に 1 分程度手全体を浸すことにより冷刺激を与えた後，上記の方法にて指先の血流量および酸素飽和度を測定する．
4. 指先にマッサージを行うことにより指先に機械刺激を与えた後，上記の方法にて指先の血流量および酸素飽和度を測定する．
5. 熱水（42℃＜）に 1 分程度手全体を浸すことにより熱刺激を与えた後，上記の方法にて指先の血流量および酸素飽和度を測定する．

2）データ解析

・安静時における皮膚血流量および酸素飽和度を確認する．
・冷温刺激による皮膚血流量および酸素飽和度を確認する．
・機械刺激による皮膚血流量および酸素飽和度を確認する．

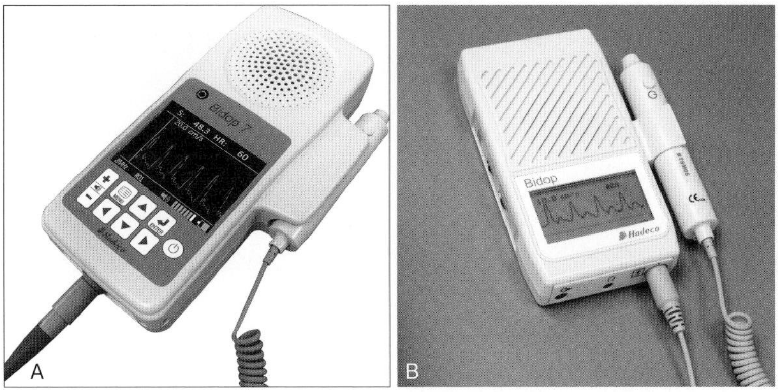

図 12-1　レーザードップラー血流計
A：超音波血流計 Bidop7，B：超音波血流計 ES-100V3.
（写真提供：株式会社 Hadeco）

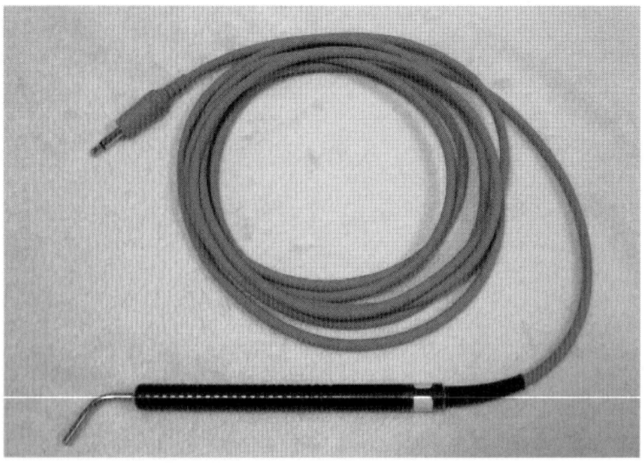

図 12-2　血流測定用プローブ（CRP-10H）
（写真提供：株式会社 Hadeco）

・熱刺激による皮膚血流量および酸素飽和度を確認する．

3）考察事項

・温度変化による血管拡張および収縮機能について考察する．
・機械刺激による血管拡張および収縮機能について考察する．
・熱刺激（42℃＜）と温刺激（40℃）による血管拡張と湯冷めについて考察する．

Ⅱ　歯肉の血流量測定

1）材料と方法

（1）材　料

検体（ヒト），レーザードップラー血流計，血流測定用プローブ，歯ブラシ，保冷剤

（2）方　法

1. レーザードップラー血流計を用いて口唇，下顎頬粘膜および下顎前歯部の付着歯肉血流量を測定する．レーザードップラー血流計は，プローブの先端を歯肉に軽く接触させ，血流の波形が生じる箇所を探し平均血流速度（MN）を測定する．
2. 頬粘膜を数分マッサージ後，レーザードップラー血流計を用いて下顎頬粘膜の血流量を測定する．
3. 前歯部を歯ブラシを用いて３分間ブラッシングした後，レーザードップラー血流計を用いて前歯部の付着歯肉血流量を測定する．
4. 保冷剤（4℃以下）を１分間口唇に当て，レーザードップラー血流計を用いて口唇の血流量を測定する．

2）考察事項

・マッサージによる粘膜の血管拡張および収縮機能について考察する．
・歯ブラシによる付着歯肉の血管拡張および収縮機能について考察する．
・冷刺激による粘膜の血管拡張および収縮機能について考察する．

参考）レーザードップラー血流計とは

レーザードップラー血流計は，近赤外光を照射し，皮膚表面から約 0.5 mm の深さにある毛細血管内血流を非侵襲で測定できる装置である．運動する物体に光が照射されたときに，物体の移動速度に応じて散乱光の周波数が変化するドップラー効果を利用している．また，レーザードップラー血流計は血球量や血流速度などを評価することも可能である．

13

舌圧・口唇圧

A 概　要

舌の運動は，舌を移動させる外舌筋（オトガイ舌筋，舌骨舌筋，茎突舌筋）（**図 13-1**）と舌の形を変える内舌筋（上縦舌筋，下縦舌筋，横舌筋，垂直舌筋）により行われる．また，舌骨の位置に影響されるため，舌骨に付いている筋の働きも重要である．機能的には，舌は食物の咀嚼，食塊形成，口腔から咽頭への食塊移送など摂食嚥下時に重要な役割を担う．さらに，発語時には舌はさまざまな動きをすばやく行いながら，適切な構音を担っている．

口唇の閉鎖（口すぼめ）運動には口裂周囲を取り囲む口輪筋が主体的に働く．さらに，さまざまな口唇の運動には頰筋，大頰骨筋，口角下制筋，笑筋などを含む口腔周囲の筋群がかかわっている（**図 13-2**）．口角外側部でこれら口腔周囲の筋群が収束して交錯する部位をモダイオラス（**図 13-2**）とよぶ．口唇は，食物を口に入れる際に探索的に運動して，食物を認知するという機能的に重要な意義をもつ．さらに，咀嚼中には口唇がすぼまることにより，食べこぼしやよだれを防止する．つまり，下顎が下制したときに口輪筋が収縮し，口裂を閉じることになる．嚥下時にも口唇閉鎖が行われる．さらに，舌と同様に発語時には，閉鎖運動をすばやく行いながら，適切な構音を担っている．

B 目　的

・舌圧や口唇圧の測定法を習得し，どのような力を測定しているかを理解する．
・舌圧や口唇圧などの口腔で力を発揮するメカニズムを理解する．
・舌圧や口唇圧の強さに何が影響するかを検討する．
・舌圧と口唇圧の関連を検討する．
・舌圧や口唇圧と関連する口腔機能や全身機能について検討する．

C 実験項目

I 舌圧

舌圧の測定には，最大努力時の圧を測定し最大圧として評価する方法と，咀嚼・嚥下や発音時の機能的な運動中の舌圧を評価する方法がある．最大圧は，主に舌を口蓋に押し付けたときの圧を測定する．この最大圧を測定する方法には，一定圧をかけた空気を入れたバルーン状のものを舌と口蓋で押しつぶし，そのときの内圧変化を測定したり，舌と口蓋の間に圧センサーを挟んで測定したりする方法がある．機能時の舌圧は，口蓋に薄いシート状の圧センサーを貼

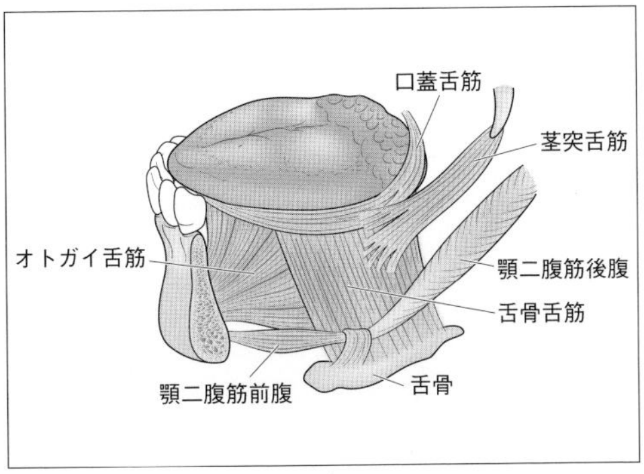

図 13-1　外舌筋

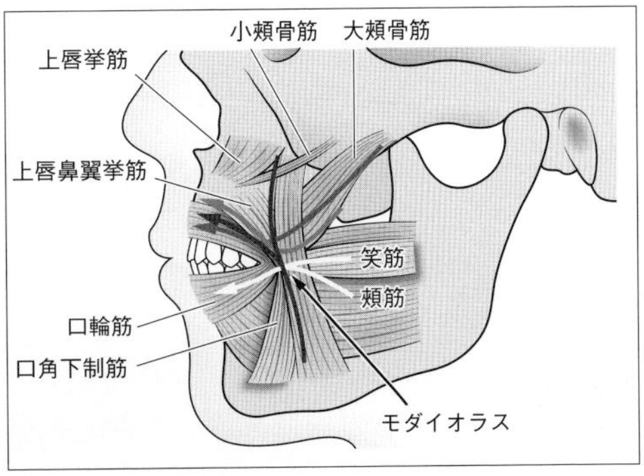

図 13-2　口腔周囲の筋
各矢印で示す流れは筋がつながっていることを示す．

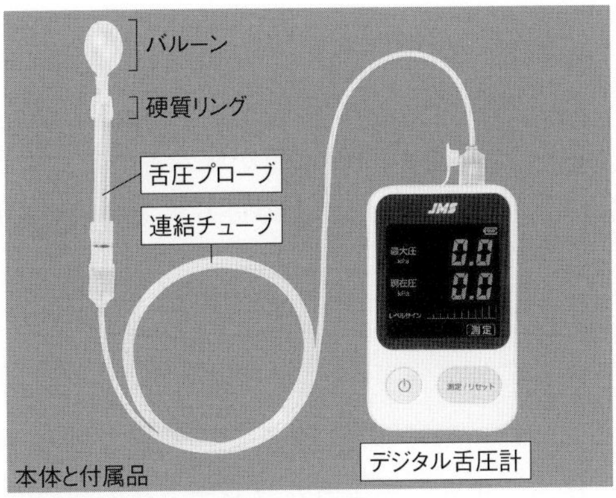

図 13-3　舌圧測定器（JMS）
（写真提供：株式会社ジェイ・エム・エス）

り付けて，機能運動ができるようにして，測定する方法がある．さらに，このシート状のセンサーを数個，口蓋に貼り付けることで，口蓋の前方から後方への舌圧の発生変化についても知ることができる．しかし，準備が繁雑であり，解析も複雑になる．

ここでは，歯科臨床においても行われている，舌を口蓋に押し付ける最大舌圧を測定する方法を紹介する．

1）材料と方法

(1) 材　料

検体（ヒト），舌圧測定器（**図 13-3**）

(2) 方　法

1. デジタル舌圧計，舌圧プローブ，連結チューブを接続し，内圧調整を行う．一定圧まで自動加圧された後，デジタル舌圧計がリセットされて現在圧が 0 になる．
2. 舌圧プローブを患者の口腔内に挿入し，バルーン部を口蓋皺壁に当てがいながら，硬

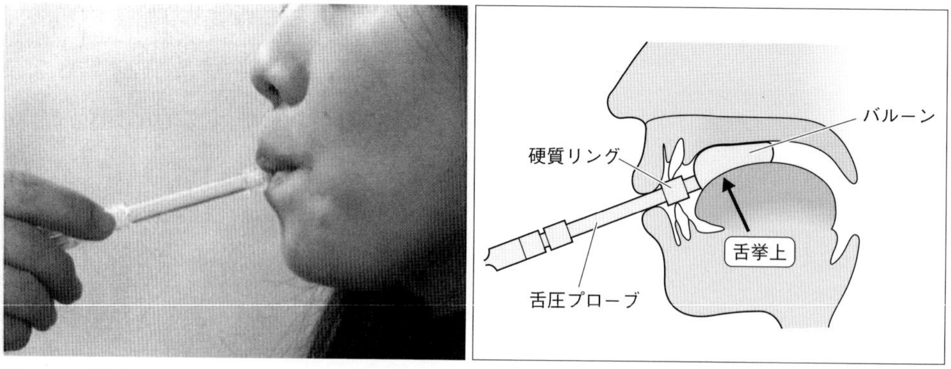

図 13-4　測定法
A：口腔内に挿入
B：バルーンを口蓋皺壁に当て，舌尖でバルーンを押しつぶす．

質リングを前歯で軽く把持する（**図 13-4**）．
3. バルーン部を舌尖で，口蓋皺壁に 7 秒間，最大努力で押し潰し続ける．
4. 測定されている時間内に発揮された最大値が最大舌圧として表示される．
5. バルーンの位置を工夫することで，口蓋の後方部での舌圧や口唇圧・頰圧も測定することができる．

Ⅱ 口唇圧

口唇圧を測定する方法としては，測定部を口唇で挟んで最大努力で閉鎖あるいは口すぼめをしたときの力を測定する方法と，ボタンのようなプレート状のものの中心にひもを付けて，引っ張ったときに，口腔前庭に保持したプレートがどれだけの力まで保持し続けることができるかを測定する方法がある．いずれも最大口唇圧を測定する方法で，機能的な舌圧を測定することは困難である．

ここでは，前者として，ひずみゲージを貼付した 8 本のリン青銅板を円周上に並べたプローブをもつ多方位口唇閉鎖力測定装置（**図 13-5**）による測定と，後者として歯科臨床でも用いる場合が多い口唇力測定装置「りっぷるくん」（松風）（**図 13-7**）による測定を紹介する．

1）材料と方法

(1) 材　料

検体（ヒト），多方位口唇閉鎖力測定装置とパーソナルコンピュータ（**図 13-5，6**），口唇力測定装置「りっぷるくん」（松風）（**図 13-7，8**）

(2) 方　法

1. 多方位口唇閉鎖力測定装置の場合
　(1) 被験者を多方位口唇閉鎖力測定装置の前に座らせ，頭部はカンペル平面と多方位口唇閉鎖力測定装置の測定プローブが平行（水平方向）になるよう位置づける（**図 13-6**）．
　(2) 口唇でプローブを挟み，最大努力で 5 秒間すぼめることによる最大口唇閉鎖力の測定

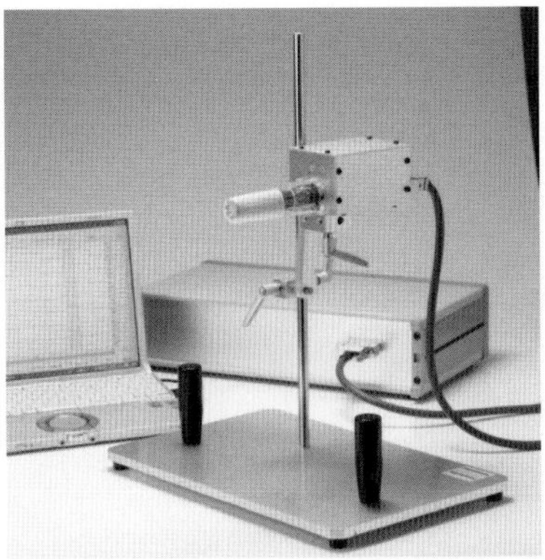

図 13-5　多方位口唇閉鎖力測定装置

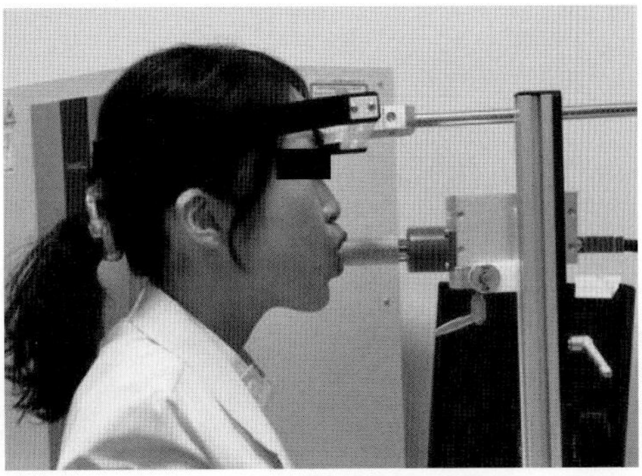

図 13-6　多方位口唇閉鎖力測定装置を用いた測定

を行う．

(3) 口すぼめ運動中に，上下の歯は接触しないようにする．

(4) 口唇，頭部がぶれるなど，明らかな誤動作が認められた場合にはその測定を中断し，被験者の状態を改善した後，測定を再開する．

(5) 記録された波形から，装置専用のソフトウエアを用いて最大口唇閉鎖力を計算する．

(6) 方向別の口唇閉鎖力とそれらを合算した総合力が記録できる．

2. 口唇力測定装置「りっぷるくん」の場合

(1) 被験者は姿勢よく椅子に座る．

(2) りっぷるボタンにデンタルフロスを通して輪状に結び，りっぷるくんに装着する．

(3) りっぷるボタンを口腔前庭に装着する．

(4) 牽引時には，りっぷるくんから発しているLED光を鼻下点に照射し，測定中に力の方向が変わらないように注意する（**図 13-8**）．

(5) 牽引時の最大値が表示されるので，この値を口唇力とする．

2) データ解析

・できるだけ多くの被験者の舌圧・口唇圧の結果を集約して，それぞれについてヒストグラムを作成する．

・舌圧と口唇圧の相関関係を調べる．

・舌圧・口唇圧と他の測定項目（たとえば，身長，体重，握力，咬合力，咀嚼能率など）との相関関係を調べる．

3) 考察事項

・さまざまな運動時において，舌圧や口唇圧を発揮するメカニズムを考察する．

・測定した舌圧や口唇圧の力の大きさから健常者における分布を考察する．

・舌圧や口唇圧の大きさに関連する因子を考察する．

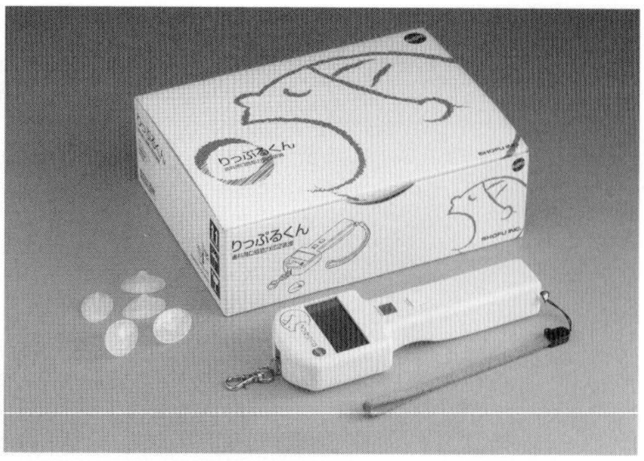

図 13-7　口唇力測定装置「りっぷるくん」
（写真提供：株式会社松風）

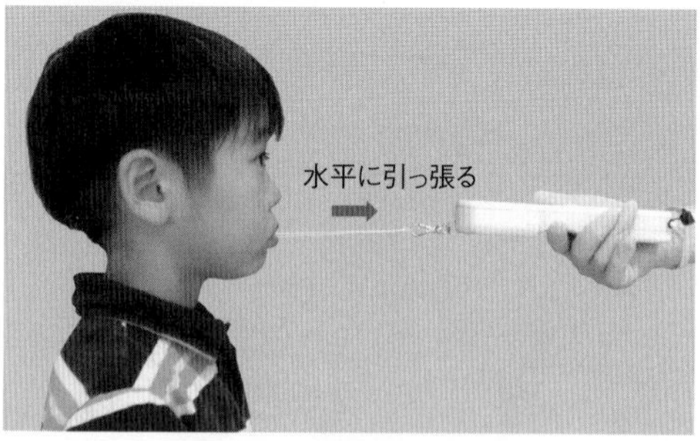

図 13-8　りっぷるくんを用いた測定
（写真提供：株式会社松風）

14

味覚

A 概　説

味覚は体内栄養バランスの恒常性（ホメオスタシス）維持に関与する重要な感覚である．味の情報は味細胞から生じ，味神経を介して延髄孤束核に送られた後，視床を経由し，大脳皮質一次味覚野に運ばれることで5基本味（甘味，うま味，塩味，苦味，酸味）が識別される（**図14-1**）．一般的に，甘味，うま味，塩味は，生命維持に必要な栄養物質の情報として摂取行動を誘発し，一方，苦味と酸味は，有害物質の情報として忌避行動を引き起こす．また，この味覚情報を起点として，栄養代謝に関与するさまざまな機能，たとえば，咀嚼や表情などの顎顔面運動，唾液や消化液分泌，消化管運動などが連動して調節されることで合目的的な栄養素の消化・吸収が行われている．

他の感覚と同様に味覚にも閾値があり，味物質の濃度が一定以上にならないと味を感じることができない．閾値は，「味の質はわからないが，水との違いはわかる」最低濃度の検知閾値（detection threshold）と「味の質まで判別できる」最低濃度の認知閾値（recognition threshold）に区別される．この味覚閾値は，味質間や口腔の部位によって異なり，測定方法の違いでも差が生じる．また，遺伝的背景によって個人差が生じること，たとえば，苦味物質であるフェニルチオカルバミド（PTC）に対して閾値が高い人（低感受性：PTC味盲）が日本人では約10%程度いることも知られている．本実習では，5基本味の味覚閾値を測定し，各人の味覚感受性を知るとともに，味覚の受容から知覚に至るメカニズムについて理解する．さらに，味覚修飾物質によって特定の味覚が変化することを体験し，味覚受容メカニズムへの理解を深める．

B 目　的

・味覚感受性を調べる方法，味覚の性質，味覚受容機構について理解する．
・検知閾値と認知閾値の違い，測定方法（部位）による閾値の違いについて理解する．
・PTCに対する感受性を調べ，味覚感受性に個人差が生じる要因を理解する．
・うま味の相乗効果を体験し，その作用メカニズムを考察する．
・味覚修飾物質による味の変化を体験し，その作用メカニズムを考察する．

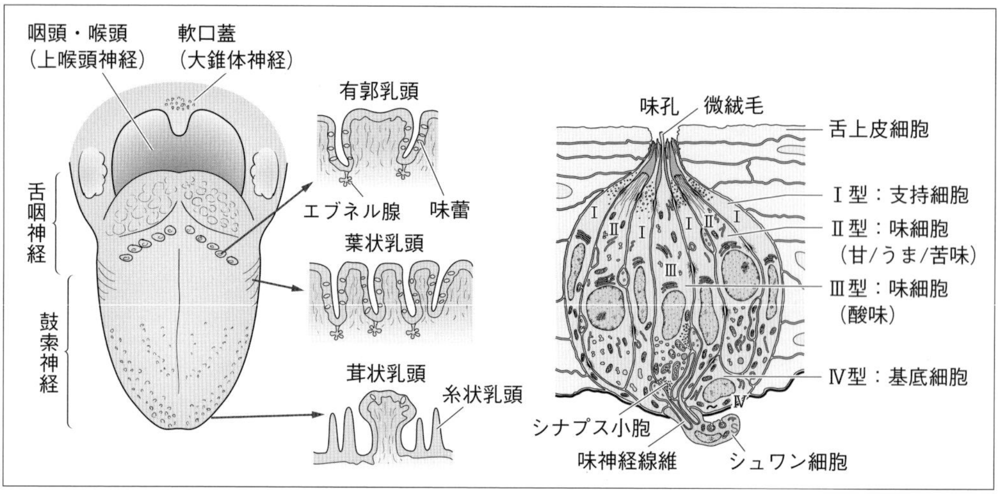

図 14-1　舌乳頭と味蕾

味蕾は，約 60 ～ 100 個の味細胞が集まった小器官であり，ヒトでは口腔の舌，軟口蓋および咽頭・喉頭に約 8,000 個が存在する．舌の味蕾は前方 2/3 に散在する茸状乳頭，後方 1/3 に横列する有郭乳頭，後方側面のヒダ状の葉状乳頭に包含されている．味蕾を支配する味神経は，舌前方は鼓索神経，舌後方は舌咽神経，軟口蓋は大錐体神経，咽頭・喉頭は上喉頭神経（迷走神経枝）である．

（味蕾の模式図：Murray RG, 1986[1]）

C　実験項目

Ⅰ　味覚閾値の測定

1）材料と方法

（1）材　料

テスト味溶液用紙コップ（もしくは小ビーカー），ディスポーザルピペット（スポイト），洗口用の純水と吐き出し用コップ，ピンセット，直径 5 ～ 6 mm の円型ろ紙，消毒用アルコール綿，8 段階の味溶液（例）（室温）：ショ糖（Sucrose：Suc）（300，100，50，30，10，5，3，1 mM），食塩（NaCl）（300，100，50，30，10，5，3，1 mM），酒石酸またはクエン酸（30，10，5，3，1，0.5，0.3，0.1 mM），グルタミン酸ナトリウム（Monosodium glutamate：MSG）（100，50，30，10，5，3，1，0.5 mM），塩酸キニーネ（Quinine-HCl：QHCl）（3，1，0.3，0.1，0.03，0.01，0.003，0.001 mM）．時間短縮する場合には 50，5，0.5 mM などを省いてもよい．

（2）方　法

1．全口腔法

紙コップやピペットを用いて，一定量（2 ～ 5 mL）のテスト溶液（最低濃度から）を口腔全体で 5 秒間味わってもらい，吐き出させる．味が感じられない場合は 1 段階上の濃度をテストする（上昇法）．これを繰り返し，水との違いがわかる濃度（検知閾値）と甘味や塩味などの味質が識別できる濃度（認知閾値）を測定する．被験者は味質評価表（**図 14-2**）を用いて回答し，測定者が記録用紙（**図 14-3**）（77 ページ）に記入する．最高濃度でも味を感じない場

- 味が無い
- 何か分からない味
- 甘　味
- 塩　味
- 酸　味
- 苦　味
- うま味（出汁）

図 14-2　味質評価表

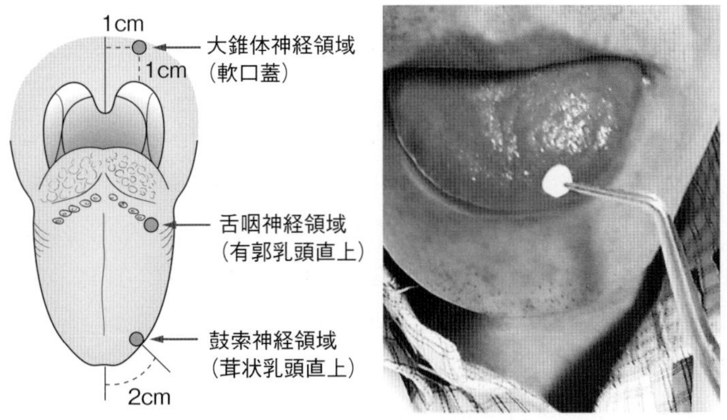

図 14-4　ろ紙ディスク法で検査する舌部位とその実例

合は「NT：Non-Taster」と記入する．認知閾値は初めて正答が得られた濃度の 1 段階上まで調べ，同じ回答が得られることを確認する．テスト前とテスト間は純水で口腔の奥の方までうがいを行い，少なくとも 30 秒以上の間隔をおく．味質の順番に関しては，苦味やうま味は後味が残りやすいことや，酸味や苦味の後では水を甘く感じること，味質間の対比作用なども報告されているため[2]，グループ全体で個人差の比較検討を行う場合には，甘味→酸味→塩味→うま味→苦味など一定の順で行うことが望ましい．

2. ろ紙ディスク法

ピンセットを用いて，ろ紙に最低濃度のテスト溶液を十分に染み込ませて，口腔内測定部位（舌尖部）に 5 秒間留置することで刺激し，取り除く（**図 14-4**）．上昇法により検知閾値と認知閾値を測定する．舌尖部に加えて，舌根部，軟口蓋部や舌背中央部などでも測定を行う．回答と記録，認知閾値の確認，洗口法や味質測定順は全口腔法と同様に行う．なお，ピンセットは各個人用に消毒したものを用意し，味溶液を共有する場合には，溶液に浸す前にアルコール綿でよく消毒する．

2）データ解析

- 2 種類の方法から得られた各自の検知閾値と認知閾値を求める．
- 被験者のデータをまとめて度数分布表（横軸：濃度，縦軸：人数）を作成する．

3）考察事項

- 5 基本味の特徴と閾値の差異，それぞれの受容機構について考察する．
- 検査方法による閾値の差異について考察する．
- 口腔部位による閾値の差異について考察する．
- 度数分布表から閾値の個人差と原因について考察する．
- 味覚異常の種類と原因について調べる．

Ⅱ PTC 検査

1）材料と方法

（1）材　料

テスト味溶液用紙コップ（もしくは小ビーカー），ディスポーザルピペット（スポイト），洗口用の純水と吐き出し用コップ，8 段階の味溶液（例）（室温）：PTC あるいは関連物質プロピルチオウラシル（PROP）（3，1，0.3，0.1，0.03，0.01，0.003，0.001 mM）．PTC や PROP は水に溶けにくいので，少量のエチルアルコールに溶かした後，純水で希釈し一定の濃度に調整する．

（2）方　法（全口腔法）

・上昇法により認知閾値を測定する．

2）データ解析

・被験者のデータをまとめて度数分布表を作成し，最高濃度でも明確に苦いと感じられない被験者（PTC 味盲）の割合を求める．

3）考察事項

・PTC 味盲の原因と人種差について調べ，実習データと比較し考察する．

Ⅲ うま味の相乗効果

1）材料と方法

（1）材　料

テスト味溶液用小ビーカー（もしくは紙コップ），溶液希釈用の純水と 100 mL メスシリンダー，ディスポーザルピペット（スポイト），洗口用の純水と吐き出し用コップ，味溶液（例）（室温）：0.5 mM イノシン酸（Disodium 5-inosinate monophosphate：IMP）単独溶液，MSG ＋0.5 mM IMP 混合溶液（最終濃度が MSG 3，1，0.5，0.3，0.1，0.05，0.03，0.01 mM，おのおの IMP 0.5 mM となるように調整する）

（2）方　法（全口腔法）

0.5 mM IMP 単独溶液を味わい，ほとんど味が無いことを確認する．純水でよくうがいをした後，上昇法により MSG ＋ IMP 混合溶液の認知閾値を測定する．

2）データ解析

・MSG 単独溶液（実験Ⅰ）の閾値と MSG ＋ IMP 混合溶液の閾値を比較する．

3）考察事項

・相乗効果とその原因について調べ，考察する．

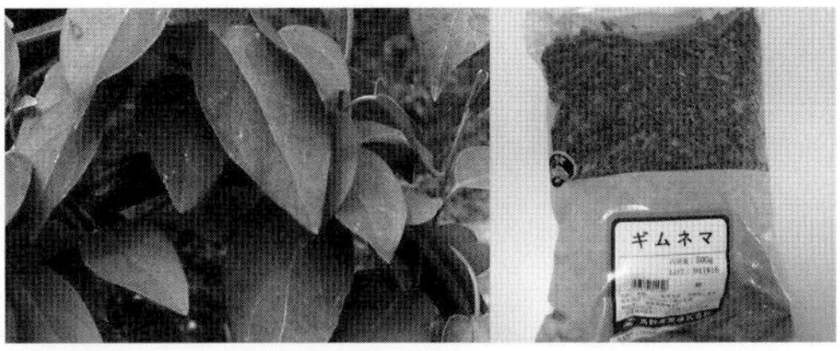

図 14-5　ギムネマ葉
〔写真提供（左）：日本福祉大学 島村光治氏〕

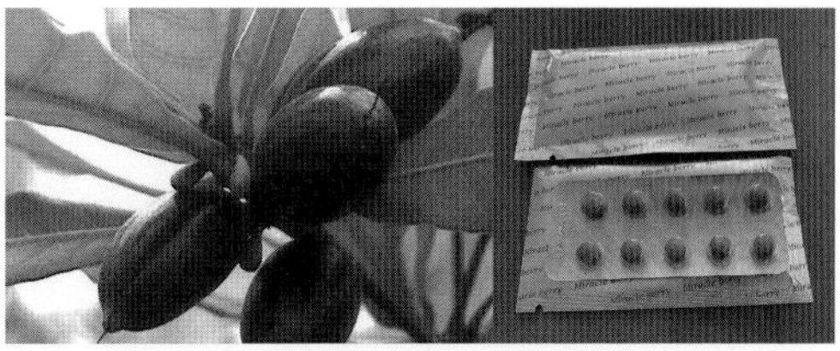

図 14-6　ミラクルフルーツの果実とタブレット
〔写真提供：日本福祉大学 島村光治氏〕

Ⅳ　味覚修飾物質に関する実験

1）材料と方法

（1）材　料（例）

味覚修飾物質：ギムネマ酸：Gymnemic acid，ガガイモ科の植物ギムネマシルベスタの葉に含まれる配糖体．甘味を抑える作用をもつ（**図 14-5**）．ミラクリン：Miraculin，アカテツ科の植物ミラクルフルーツに含まれる糖タンパク質．酸っぱいものを甘くする作用をもつ（**図 14-6**）．

テスト味溶液用紙コップ（もしくは小ビーカー），ディスポーザルピペット（スポイト），洗口用の純水と吐き出し用コップ，味溶液（例）：実験Ⅰで調整した 5 基本味の味溶液（最高濃度，QHCl は 2 ～ 3 段階下の濃度），また，お酢，レモンスライス，黒飴，チョコレートなどを用いてもよい．

（2）方　法（Labeled Magnitude Scale：LMS法[3]）

味覚強度の評価には LMS 法を用いる（**図 14-7**）．味覚修飾物質を口腔に作用させる前にテスト溶液（または食品）を全口腔法で味わい，その味の強度を評価する．具体的には，「まったく味を感じない」から「非常に強い味を感じる」までを 0 ～ 10 とする 10 cm のライン上に，感じた強度をマークする．すべてのテスト溶液を評価した後，味覚修飾物質を下記の方法で口腔全体に作用させ，同様の評価を行う．

・ギムネマ酸：ギムネマ葉一つまみ（約 0.3 g）を咀嚼しながら，あるいは煮出した市販のギムネマ茶 20 mL を口に含み，それぞれ飲み込まないようにして 2 分間，口腔全体に作用させる．吐き出した後，蒸留水で十分に洗口する．ギムネマ酸の効果は 1 時間以上持続することに留意する．ギムネマ酸の効果をすぐに消去したい場合は，5%　γ シクロデキストリン水溶液約 1 ～ 2 mL を口に含んで数分間洗口するとよい．

・ミラクリン：市販のドライミラクルフルーツあるいはミラクルフルーツタブレットを舌に擦り付けるようにして，また唾液を飲み込まないようにして，2 分間，口腔全体に果汁を行き渡らせる．吐き出した後，蒸留水で洗口する．ミラクリンの効果は 1 時間以上持続することに留意する．

2）データ解析

・味覚修飾物質作用前と作用後の長さを計測し，味覚強度の変化率を求める．

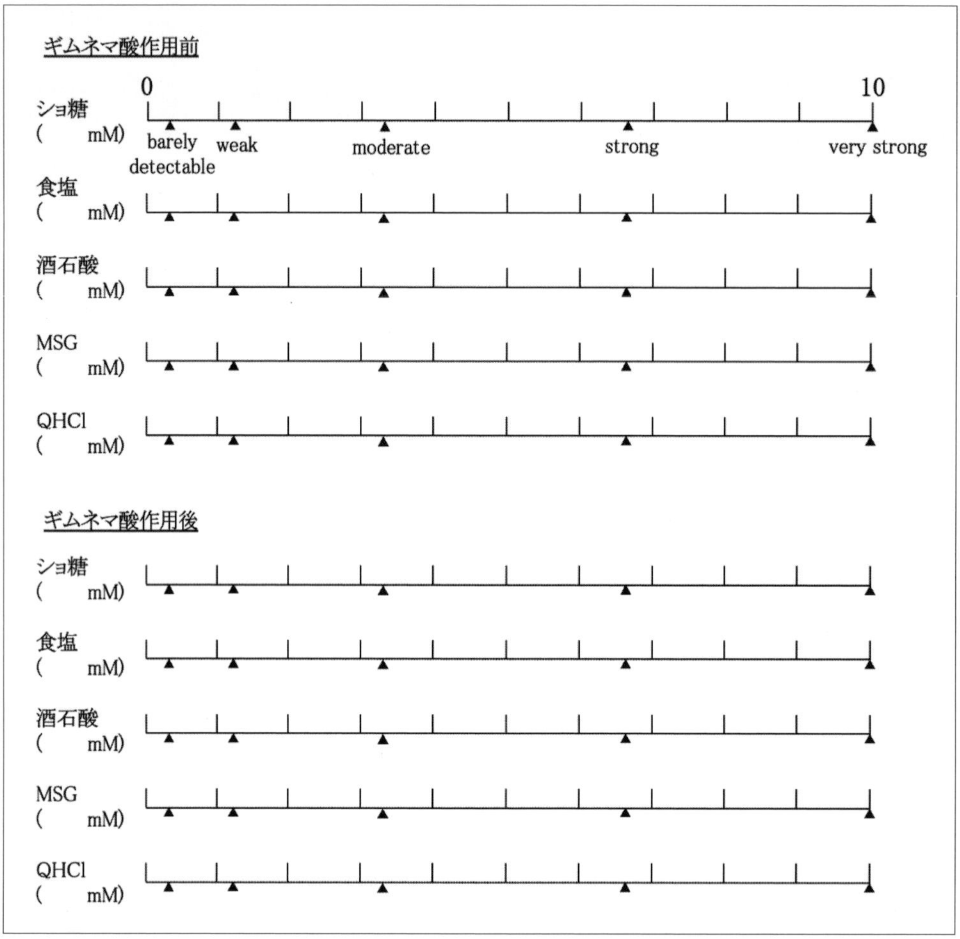

図 14-7　味覚実習記録用紙（例）

3）考察事項

・味覚修飾メカニズムについて調べ，考察する．

・味覚修飾効果における動物種間の差異について調べる．

・その他の味覚を変化させる物質（植物，薬物，ホルモンなど）について調べる．

図 14-3　味覚実習記録用紙（例）

実験Ⅰ

味物質	味質	部位		味溶液の濃度段階（全口腔法）							
			番号	1（低）	2	3	4	5	6	7	8（高）
ショ糖	甘味	全口腔	濃度								
			閾値								
食塩	塩味	全口腔	濃度								
			閾値								
酒石酸	酸味	全口腔	濃度								
			閾値								
MSG	うま味	全口腔	濃度								
			閾値								
QHCl	苦味	全口腔	濃度								
			閾値								

検知閾値：ケ，認知閾値：ニ，感じない：NT

味物質	味質	部位		味溶液の濃度（ろ紙ディスク法）							
			番号	1（低）	2	3	4	5	6	7	8（高）
ショ糖	甘味		濃度								
		舌尖部	閾値								
		舌根部	閾値								
		軟口蓋	閾値								
QHCl	苦味		濃度								
		舌尖部	閾値								
		舌根部	閾値								
		軟口蓋	閾値								

検知閾値：ケ，認知閾値：ニ，感じない：NT

実験Ⅱ

味物質	味質	部位		味溶液の濃度段階（全口腔法）							
			番号	1（低）	2	3	4	5	6	7	8（高）
			濃度								
PTC	苦味	全口腔	閾値								

認知閾値：ニ，感じない：NT

実験Ⅲ

味物質	味質	0.5 mM IMP		味溶液の濃度段階（全口腔法）							
			番号	1（低）	2	3	4	5	6	7	8（高）
MSG	うま味	なし 実験Ⅰ	濃度								
			閾値								
		あり	濃度								
			閾値								

認知閾値：ニ，感じない：NT

15

嗅覚

A 概 説

嗅覚は，五感のなかで最も原始的・本能的な感覚とされる．視覚動物であるヒトにおいては，嗅覚障害により生命が脅かされるような例もほとんどなく，自覚されにくいことなどから嗅覚を日常で意識することは少ないかもしれない．それでも，嗅覚は環境中の危険な揮発性化学物質を検出し，ガス漏れなどに気づかせてくれる重要な感覚である．あるいは，食においては風味形成に寄与しており，嗅覚障害は食事の楽しみを奪うことから，QOL の面からも非常に重要である．

特に近年は，ある種の認知症（パーキンソン病やアルツハイマー病といった加齢に伴う進行性の神経変性疾患）や，呼吸器系への感染症などの最初期症状として嗅覚障害の発症が報告されており，嗅覚機能を簡便に，かつ早期に評価できる検査が注目されてきている．しかし，世界共通で行われているような嗅覚検査法というものは存在しない．ニオイの同定には，馴染みなどの国民性の影響が大きく，全世界共通で利用できるニオイ種を設定できないことが理由である．

現在，日本では嗅覚障害の検査として，T&T オルファクトメーター，においスティック（Odor Stick Identification Test for Japanese：OSIT-J），静脈性嗅覚検査（アリナミンテスト）などが行われている．3 つの方法の概要を**表 15-1** に示した．

T&T オルファクトメーターは，以前からよく行われてきた方法で，定性・定量両面から嗅覚能を評価できる優れた方法であるが，検査に長時間を要することや，ニオイの種類が少ないなどの問題点もあった．ニオイの質（同定能力）をより簡便に評価できる方法の必要性から，日本人に馴染みのある多様なニオイで構成される検査キットとして開発されたのが OSIT-J である．この検査法は，短時間（通常 30 分以内）で完了し，T&T オルファクトメーターの結果とも強い相関がみられることから[1]，早期の嗅覚障害をスクリーニングする検査法として普及してきている．本章では OSIT-J を用いた嗅覚機能検査法について説明する．

B 目 的

・嗅覚の同定能力を簡便に検査する方法を体験し，嗅覚の特徴や受容機構，嗅覚障害について理解する．

表 15-1 日本で行われている主な嗅覚検査法とそれぞれの特徴

検査法	概要	評価項目		
		同定能	識別能	閾値
T&T オルファクトメーター	5 種類のニオイを各 8 段階（一部 7 段階）に濃度設定．ニオイ紙を被験者に嗅がせ，検知あるいは認知できたニオイ種と濃度を記録．検知閾値および認知閾値を評価できる．	○	×	○
OSIT-J	日本人に馴染みのある 12 種類のニオイで構成される．濃度設定はないため，閾値検査は不可であるが，初期的な嗅覚障害の判定を簡便に行うことが可能（本文に詳細紹介）．	◎	△	×
アリナミンテスト	ビタミン B_1 製剤のアリナミンを静注．特有のニンニク臭を感じるまでの時間と感じなくなった時間を評価．身体内部からの発臭なため，鼻腔閉鎖など器質的影響が小さく，嗅細胞の受容機構での異常を検査できる．アリナミンテストで異常がなければ，嗅覚障害に対しての治療による改善度が高いとされる．	(−)	(−)	(−)

◎：評価に非常に適している　○：評価に適している　△：使い方によって評価可能
×：評価できない
アリナミンテストは検査目的が異なるのですべて（−）とした．

C 実験項目

1）材料と方法

（1）材　料

検査キット：においスティック（OSIT-J）

ニオイ成分を樹脂でマイクロカプセル化し，練り込んだものをスティック状にしている．日本人に馴染みのある 12 種類のにおいスティックと，樹脂のみの無臭スティックの計 13 種類で構成される．他，選択肢カード，回答用紙，薬包紙（台紙つき）が付属．ニオイの種類は，墨汁，材木，香水，メントール，みかん，カレー，家庭用のガス，バラ，ヒノキ，蒸れた靴下，練乳，炒めたニンニク．

（2）方　法

1. においスティックは冷蔵保存で，使用 30 ～ 60 分前に室温に戻しておく．
2. キットに付属する長方形の薬包紙（5.25 × 10.5 cm）を正方形になるように中央で折っておく．
3. においスティックのキャップを外し，本体底部の可動部を回してニオイスティックを出し，2 つに折った薬包紙の片側内面中央部に直径 2 cm 程度の円を 5 回ほど描くように（スティック糊の要領で）塗布する．
4. 塗布した部分を内側にして薬包紙を二つ折りにして被験者に渡す．
5. 被験者には，ニオイ塗布部分を親指と人差し指で 3 回程度擦り合わせてから薬包紙を開き，ニオイを嗅ぐように説明する．（高齢者など揉む力が弱いと思われる場合は，実験者が行ってから渡してもよい）

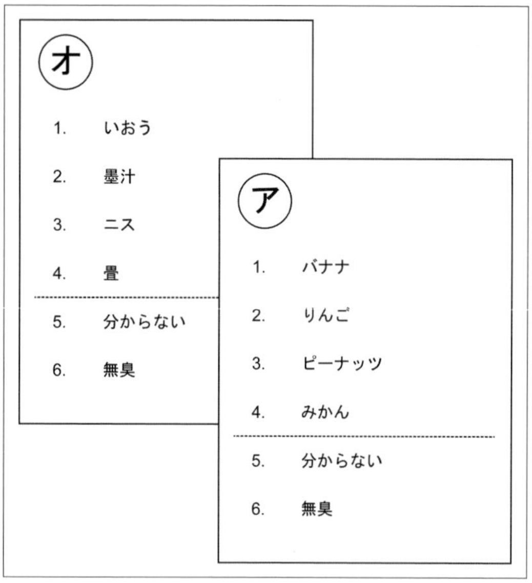

図 15-1　選択肢カードの例
各においスティックにはカタカナ一文字が割り当てられており，それに対応した選択肢カードがあらかじめキットに含まれている．左上の丸文字は割り当てられているカタカナ文字，下に4件法の選択肢，さらに分からないと無臭の選択肢がある．検査時は，用いたにおいスティックに対応するカードを被験者に提示する．

6. 被験者に嗅いだニオイについて回答を求める．回答はキット付属の選択肢カードを提示して（**図 15-1**），4つの選択肢の中から最も近いものを選んでもらう．4つの中からどうしても選べない場合は，「5. 分からない」を，無臭であると感じた場合は「6. 無臭」を選んでもらう．
7. ニオイの種類はすべてカタカナ一文字の記号が割り当てられ，スティック容器表面に表記されている．回答の選択肢カードは，スティック表面に表示されているカタカナ一文字と同じ表記のカードを使う．
8. 実験者はキット付属の回答用紙に被験者の回答を記録していく．回答用紙にはニオイの種類に対応するカタカナ一文字の横に1～6の数字が記載されているので，回答番号に○をつけていく．（なお，正答となる番号にはあらかじめ印がついている．）
9. 記録後，他のニオイについて同様の操作を繰り返す．スティックは12種類のニオイ，プラス「無臭」の13種類である．

■操作上の注意

① ニオイ検査では，いずれの方法でも一般的に検査室はニオイが少ないこと，換気設備（特に排気）が整備済みであることが重要である．OSIT-J については，ニオイがマイクロカプセル化されて漏れはほとんどないので，それほど気にしなくてもよい．ただし，検査時に強いニオイの化粧品などの使用は厳禁である．

② ニオイ提示の間隔は，最低でも30秒は開ける．

③ 悪臭（靴下やガスなどのニオイ）は他のニオイ同定に影響するので，悪臭の提示を連続させず，最初と最後に悪臭を提示しない．回答用紙には，この点を考慮してスティックの提示順がカタカナ一文字で指示されているので，その順に従えばよい．なお，提示順は5パターン設定されており，それぞれの順に従った回答用紙が付属している．複数人数検査する場合は，他の被験者に影響しないように，被験者ごとに提示パターンを変える．

表 15-2　年代ごとのスコア

	20 代	30 代	40 代	50 代	60 代	70 代	80 代
男性	10.38	10.51	10.35	9.50	8.69	7.75	5.50
女性	10.91	11.09	10.81	10.24	9.78	8.35	5.00

表 15-3　提案されている OSIT-J 判定基準（13 臭での 4 択法：13 点満点）[1)]

60 歳未満	標準	9 ～ 13 点
	標準よりも劣る	0 ～ 8 点
60 歳以上	標準	4 ～ 13 点
	標準よりも劣る	0 ～ 3 点

2）データ解析

・採点：ニオイごとに，正解に対しては 1 点，誤答・分からない・無臭に対しては 0 点とし，合計点を求める．無臭については，無臭との回答で正解となる．

・判定：**表 15-2** に，各年代でのスコアの平均値を男女別に示した [2)]．年代別に平均値と比較して判定する．一般的にはスコアが 8 点以上であれば標準とするとされているが，加齢によってスコアが低下することは明らかなので，補正が必要と思われる．T&T オルファクトメーターの結果との相関を調べた報告があり [1)]，年齢で分けた**表 15-3** のような基準も提案されている．この基準を元に嗅覚能について判定してもよい．

・ニオイの同定能が劣っている場合，無臭スティックの回答は重要である．たとえば，12 種類のニオイのほとんどに対して「分からない」と回答した被験者がいた場合，無臭スティックに対して「無臭」と回答できていれば，ニオイは感じるけれど何のニオイか認知できていないということであり，検出能ではなく，同定能・認知能に問題のあることがわかる．

3）考察事項

・ニオイ提示には時間間隔をあける必要があるが，なぜその必要があるのかを考え，順応について理解する．

・OSIT-J に含まれるニオイは，いくつかのカテゴリーに分類され，被験者によっては特定のカテゴリーの同定に難がみられる場合もある．特定のカテゴリーに不正解が偏っていないかなどをチェックし，もし偏りが認められれば，被験者のニオイへの馴染み・経験，ニオイの種類・特性，そのニオイ同定の生物学的意義など多方面からニオイ同定能について考察する．

・被験者に男女が含まれている場合は，男女のスコア差を比較し，嗅覚の男女差について考察する．年齢差があれば，加齢についても同様である．

16

咀嚼運動と顎反射

A 概　説

食物は，咀嚼によって噛み砕かれ，すりつぶされて細かく粉砕される．これにより消化液が作用する表面積が増え，消化の効率が上がる．また，粉砕された食物は唾液と混ざりあい食塊を形成し，円滑な嚥下が可能となる．咀嚼は随意的に行うこともできるが，脳幹に存在する咀嚼のパターンジェネレータの働きによって，運動のコントロールは意識することなく遂行される．

咀嚼時の下顎運動は，下顎頭の回転軸を中心とした回転運動と上関節腔における下顎頭の前後方向への移動による下顎体の移動が合わさったものである．また，左右の下顎頭は下顎骨で一体となっているため，片側の顎関節が運動すると反対側の顎関節も必ず運動する．したがって，顎関節には身体の他の部位の関節に比べて特徴的な随意運動や反射が起きる．一方で，下顎には四肢と同様の反射も誘発され，身体の他の部位の運動との共通性も認められる．

B 目　的

本実習を行うことで，下顎運動の特殊性と身体の他の部位の運動との共通性を具体的に学び，ヒトや動物の生存における下顎運動の意義を考察する．

C 実験項目

I 顎運動

下顎が咀嚼運動やタッピング運動を行うと，下顎運動に同期して上顎を含む頭蓋も運動する．この頭蓋と下顎の運動の両方をあわせて顎運動という．

顎運動の測定法には，顎関節の運動を直接記録するビデオエックス線写真法や，下顎や上顎あるいは頭蓋に，発光ダイオード（LED）などの光学的な標点，小型のマグネット，超音波発信機などの機器を固定し，その機器の動きを記録することで間接的に顎運動を記録する方法がある．

本実習では，光学式の下顎運動測定装置を用いて，下顎の切歯点あるいは切歯点相当部位に赤外線LED光源を装着し，下顎の運動によるLEDの位置の変化を，頭部の固定バンドから前方に伸びたアームに取り付けたCCDカメラで感知し，運動軌跡を記録する[*1]．記録された下顎切歯点の運動を，前頭面，矢状面に投影された運動として画面に表示する．また，下顎切歯点の運動の時間軸表示や平均経路，運動経路やリズムの安定性を表示し，観察する．

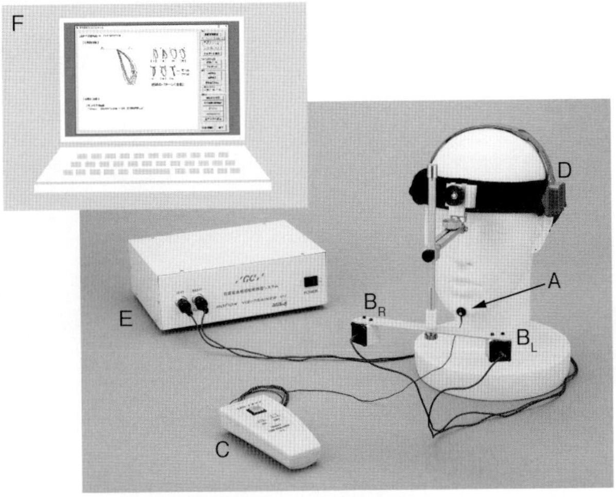

図 16-1　光学式の下顎運動測定装置の例
A：ターゲット LED，$B_{L,R}$：左（L）右（R）ヘッドカメラ，C：LED アダプタ，D：頭部固定バンド，E：装置本体，F：データ記録・解析用コンピュータ．

1）材料と方法

（1）材　料

検体（ヒト），下顎運動測定装置，コンピュータ，試験食品（チューインガム，ピーナッツ，スルメなど）．

ここでは，LED を用いた光学式の下顎運動測定装置（モーションビジトレーナー V-1；**図 16-1**）を例に解説する．他に咀嚼時の生理的な下顎運動が計測できる装置には K7 エバリュエーションシステム EX（磁気式）がある．

（2）方　法

1. 口腔内診査

デンタルミラーなどを用いて被験者の歯列・咬合状態を調べる．

2. 測定装置の設置

(1) ヘッドカメラ，ターゲット LED，LED アダプタ，装置本体，コンピュータを接続する．

(2) ターゲット LED を下顎オトガイ部に専用の両面テープで貼り付ける（**図 16-2A**）．なお，金属製のシーネを下顎切歯唇側面に接着し，シーネの前面にターゲット LED を設置するタイプもあり，必要に応じて選択する．

(3) 頭部固定バンドにアームを介して接続されたヘッドカメラを被験者に装着する．

(4) 左右のヘッドカメラの中点とターゲット LED を結んだ線の長さが約 15 cm，ターゲ

---

*[1] 下顎全体の運動を正しく記録するためには，6 自由度の運動計測が必要である．つまり，下顎切歯点の三次元運動を記録しても，下顎は切歯点を中心としてその周りを自由に運動できるために下顎全体の運動を記録したことにはならない．下顎の姿勢を決定するためには，さらに X 軸，Y 軸，Z 軸の各軸の周りの 3 つの回転角度を加えた，6 つのパラメータが必要となる．6 自由度の下顎運動計測は，少なくとも 3 つの標識点を装着したクラッチを下顎歯列に固定し，それらの運動を同時に記録することなどで実現できる．しかしながら，歯列にクラッチを装着するために咀嚼時の生理的な下顎運動を測定するのは困難であり，また装置も高価である．

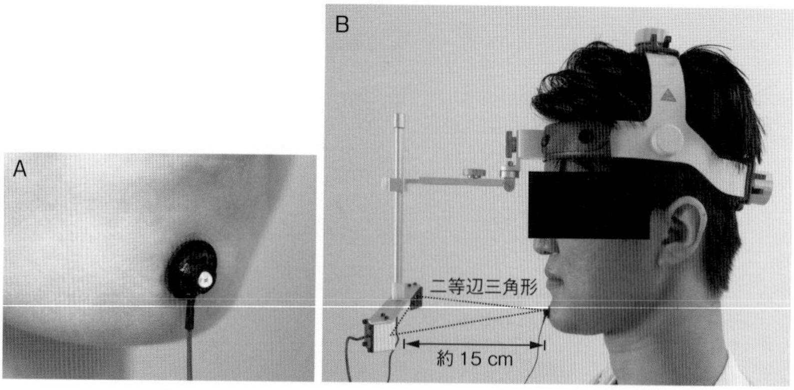

図 16-2　ヘッドカメラとターゲット LED の位置合わせ

ットLEDの高さがヘッドカメラの上ぐらいの位置で，左右のカメラからターゲットLEDまでの距離が等しくなるように設置する（**図 16-2B**）.

(5) コンピュータで専用ソフトを起動する.

(6) ターゲットLEDをOFFの状態で，操作メニューで“ブランク登録”を選択し，LED消灯時のバックグラウンド値を登録する.

(7) ターゲットLEDアダプタのスイッチをONにして操作メニューの“モニタリング“を選択して確認モードにする．顎を動かし画面に顎の軌跡が描かれることを確認する.

(8) 確認モードをいったん終了し，操作メニューで“データ記録”を選択して，記録を開始する.

3. 下顎の限界運動の計測

下顎が動かしうる最大の範囲を記録する.

(1) 咬頭嵌合位[*2]を出発点として，上下歯の接触を保ったまま限界まで下顎を動かして（滑走運動），以下の4つの下顎位をとらせる．① 最前方咬合位（前方滑走運動），② 最後方咬合位（後方滑走運動），③ 左側最側方咬合位（側方滑走運動），④ 右側最側方咬合位（側方滑走運動）

(2) 以下の順番で下顎を動かす．① 咬頭嵌合位 → ② 最前方咬合位 → ③ 最大開口位 → ④ 最後方咬合位 → ⑤ 咬頭嵌合位 これにより，矢状面での下顎の限界運動を描記する.

4. 習慣性開閉口運動

被験者にまず咬頭嵌合位をとらせる．そこから軽く自然な状態で開閉口運動を行わせて，習慣性開閉口運動を記録する（20秒間）.

5. 咀嚼運動

(1) 市販のガムをあらかじめ十分に噛んで軟化したのち，自由にガムを咀嚼させたときの下顎運動を記録する.

(2) 左または右側の歯列のみでガムを咀嚼させたときの下顎運動も記録する.

---

*2 上下顎の歯列が最も多くの部位で接触し，安定して咬み合う状態.

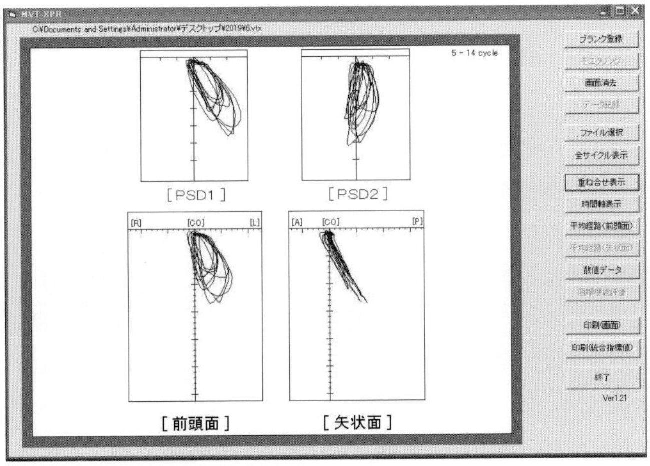

図 16-3　ガム咀嚼時の下顎運動

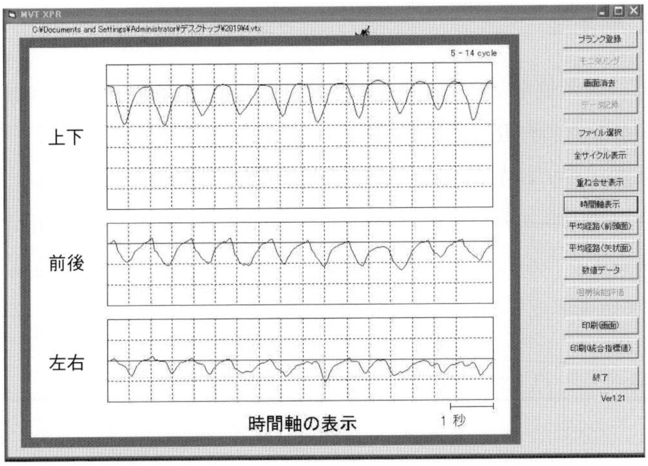

図 16-4　時間軸に展開した上下方向，前後方向，左右方向の下顎運動

(3) 余裕があれば，さまざまな物理的性状をもつ被験食品を試す．

2) データ解析

下顎運動測定装置に記録したデータを読み出し，以下の解析を行う．

・前頭面あるいは矢状面に投影した運動軌跡を表示させ，下顎限界運動の形状および習慣性開閉口運動の経路を解析する（**図 16-3**）．

・上下方向，前後方向，左右方向の下顎の動きについて，それぞれ時間軸に展開して特徴を解析する（**図 16-4**）．

・付属の測定システムを使って，咀嚼時の下顎運動経路，特に最大開口量と側方運動量を解析する．

・個々の咀嚼サイクルについて，咀嚼サイクルの長さ（咀嚼周期），開口相，閉口相，咬合相の持続時間の平均値および標準偏差を計算する．

3）考察事項

・最前方咬合位，最後方咬合位，最側方咬合位および最大開口位に影響を与える要因は何か．同様に，それぞれの顎位から別の顎位に至る限界運動の経路に影響を与える要因は何か．
・習慣性開閉口運動経路は，限界運動の範囲内でどのような位置にあるか．
・咀嚼する食物の性状は，矢状面および前頭面に投影した運動軌跡に対してどのような影響があるか．
・咀嚼する食物の性状は，咀嚼周期，開口相，閉口相，咬合相の持続時間に対してどのような影響があるか．
・他の動物と比較してヒトの下顎運動はどのような特徴があるか．それは，どのようなことに役立っているか．

Ⅱ　咀嚼筋と筋電図

筋細胞に生じた活動電位を記録したものが筋電図（electromyography：EMG）である．活動電位によって，筋細胞に存在する収縮機構が活性化され，筋の収縮が起こる．筋電図を記録することで筋の活動状態がわかり，臨床診断や運動機能の研究に用いられる．筋電図の記録法には，筋肉を覆う皮膚表面から経皮的に誘導する「表面筋電図法」と，筋肉内に針電極を刺入して，小範囲の筋線維から直接的に誘導する「針電極」や「fine wire 電極法」がある．

本実習では，表面筋電図法によって咬筋（閉口筋）と舌骨上筋（開口筋）の活動を記録する．

1）材料と方法

（1）材　料

検体（ヒト），筋電図用増幅器（PowerLab 8/35），入力箱，コンピュータ，表面筋電図用ディスポーザブル電極（MLA1010），アルコール綿，試験食品（チューインガム，ピーナッツ，スルメなど），データ記録・解析用ソフトウエア（Lab Chart）．

ここでは，PowerLab システムの使用を例に解説する．なお，心臓ペースメーカーを装着している人，神経疾患および心臓疾患のある人を被験者に選ばないように注意する．

（2）方　法

1．筋電図用電極の設置

(1) 左右どちらかの耳朶の皮膚をアルコール綿でよく拭い，アース用の電極を貼りつける．入力箱のアース端子につながったリードワイヤーを電極に接続する．

(2) 左側の咬筋を覆う皮膚をアルコール綿でよく拭い，皮膚と電極との間の抵抗をできるだけ小さくする．左側の口角から耳朶下縁を３：２に分けるあたりの咬筋最肥厚部に２個の筋電図用電極を筋線維の走行に沿って約 15 mm 離して貼りつける（**図 16-5**）．右側の咬筋にも同様に電極を貼りつける．それぞれの電極を入力箱の正しいチャネルに入力しているリードワイヤーに接続する．

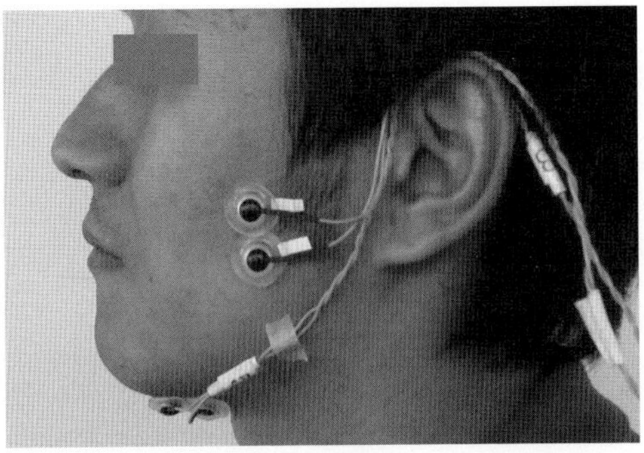

図 16-5　電極の設置（咬筋）

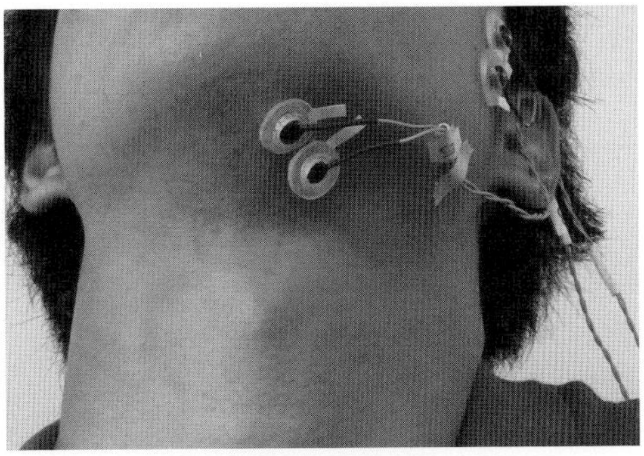

図 16-6　電極の設置（舌骨上筋）

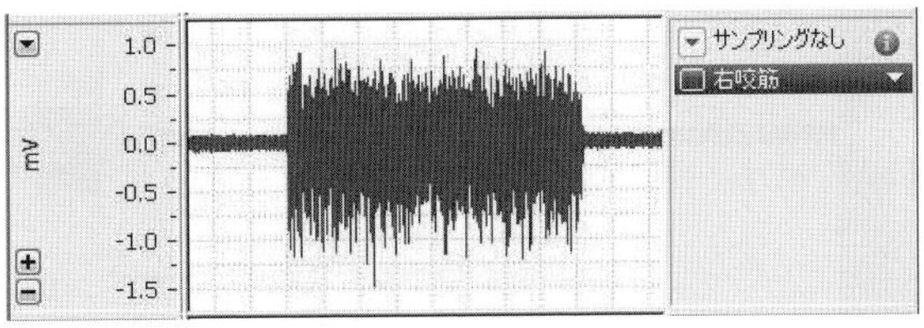

図 16-7　随意的最大噛みしめ（MVC）

(3) 左側下顎下縁と正中の二等分線上の皮膚をアルコール綿でよく拭ったのち，片側につき 2 個の筋電図用電極を顎二腹筋線維の走行に沿って約 15 mm 離して貼りつけ，舌骨上筋用の記録電極とする．右側にも同様に舌骨上筋用の電極を設置し，入力箱のリードワイヤーと接続する（**図 16-6**）．

2. 測定条件の設定

(1) データ記録・解析ソフトウエアのウィンドウ上で，4 つの筋の筋電図波形をチャンネル 1 から 4 に表示する．

(2) サンプリング周波数（2 kHz 程度）と入力レンジ（ゲイン）を適切な値に設定する．

(3) 低域通過フィルタ（ローパスフィルタ）を 1 kHz 程度，高域通過フィルタ（ハイパスフィルタ）を 5 ～ 50 Hz 程度に設定し，高周波のノイズと下顎の動きによる基線のゆらぎを減弱する．

3. 筋電図の測定

(1) ① 下顎安静位 [*3]，② 軽く開閉口運動を行わせたとき，および③ 咬頭嵌合位で，随意的に最大の力で噛みしめたとき（maximal voluntary contraction：MVC）の筋電図を記録する（**図 16-7**）．

(2) 市販のガム 1 枚をあらかじめ十分に噛んで軟化したのち，自由にガムを咀嚼させたときの筋電図を記録する．次に，左側および右側の歯列のみでガムを咀嚼させたときの筋電図もそれぞれ記録する（**図 16-8**）．

(3) ピーナッツ 3 g を口に入れ自由に咀嚼を行い，嚥下まで行わせたときの筋電図を観察

[*3] 安静状態で顔を垂直に保ち，咀嚼前に緊張がないときの下顎位．

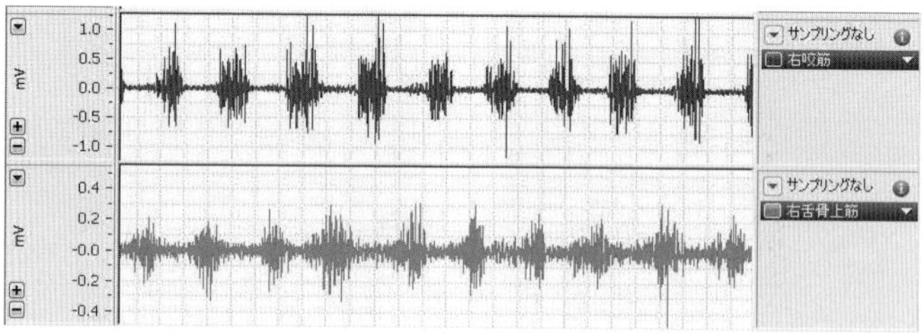

図 16-8　咀嚼時筋電図
上：咬筋筋電図，下：舌骨上筋筋電図．

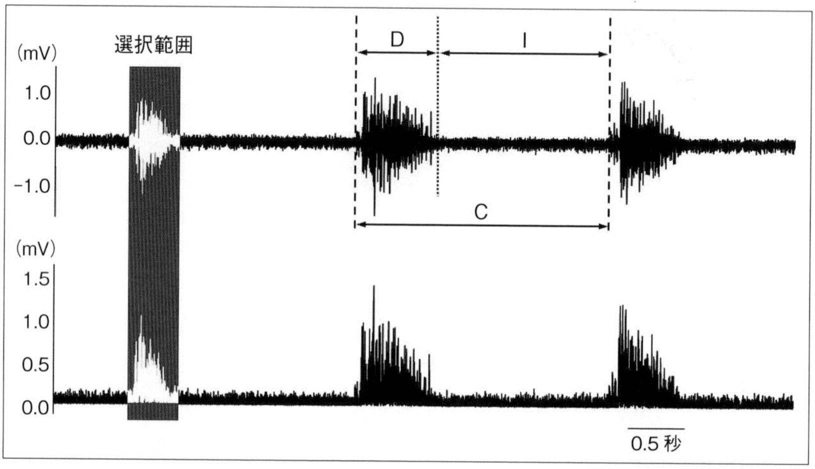

図 16-9　咀嚼筋筋電図の解析項目
上：軽い開閉口運動時の咬筋筋電図，下：上の筋電図の全波整流波形（筋電図波形の陰性部分を陽性側に反転したもの）．解析ソフトウエアを使って任意の“選択範囲”を設定し，その間の全波整流波形の積分値を求めることができる．
D：筋放電時間，I：筋放電間隔，C：筋放電周期

する．次に（2）と同様に左右それぞれの側で咀嚼を行わせて，筋電図を記録する．

（4）スルメを咀嚼させたときの筋電図も（3）と同様に記録する．

2）データ解析

（1）軽く開閉口運動を行わせたときやさまざまな食品を咀嚼したときの，筋放電持続時間，筋放電間隔，筋放電周期および筋放電持続時間内の積分値を計算する（**図 16-9**）．

（2）複数の被験者について筋電図を記録した場合は，随意的な最大噛みしめ（MVC）の値を基準値として，積分値などを正規化する．

3）考察事項

記録した 4 筋の計測項目について，以下の点について検討する．

・軽い開閉口運動と咀嚼の違い

・被験食品による違い

・咀嚼側による違い
・複数の被験者について計測を行ったときは，被験者間の差についても考察する．
・実験条件の違いによって生じる筋活動の差異はどのようなメカニズムによって生じるか．
　また，その意義は何か．

Ⅲ 顎反射

四肢と同様，種々の感覚刺激によって下顎にも反射が誘発される．ここでは，下顎張反射を実習する．

1）材料と方法

(1) 材　料

検体（ヒト），筋電図用増幅器，入力箱，電気刺激装置，コンピュータ，表面筋電図用ディスポーザブル電極（MLA1010），アルコール綿，打鍵器

ここでは，PowerLab システムの使用を例に解説する．

(2) 方　法

1. システムの立上げ，筋電図用前置増幅器および入力箱の接続を行い，アース用電極および咬筋筋電図用電極を設置する．
2. 低域通過フィルタ（ローパスフィルタ）を 10 kHz 程度，高域通過フィルタ（ハイパスフィルタ）を 60 Hz 程度に設定する．
3. テンドンハンマー（**図 16-10**）を用いて下顎オトガイ部を叩打し，下顎を下制する．そのときの咬筋筋電図を記録する（**図 16-11**）．

2）データ解析

テンドンハンマー（MLA93）はピエゾ素子を内蔵しており，これを叩打に用いると，叩いた強さに比例した大きさのパルスを出力できる（**図 16-10**）．この出力を PowerLab システムに入れて，咬筋筋電図応答との時間差を計測することで下顎張反射の潜時が観察できる．

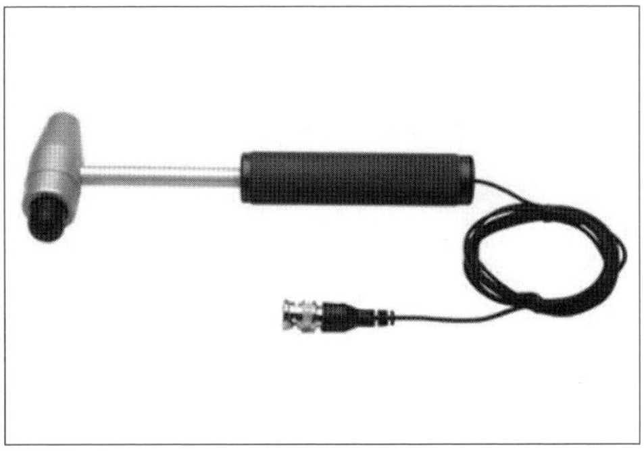

図 16-10　ピエゾ素子内蔵のテンドンハンマー

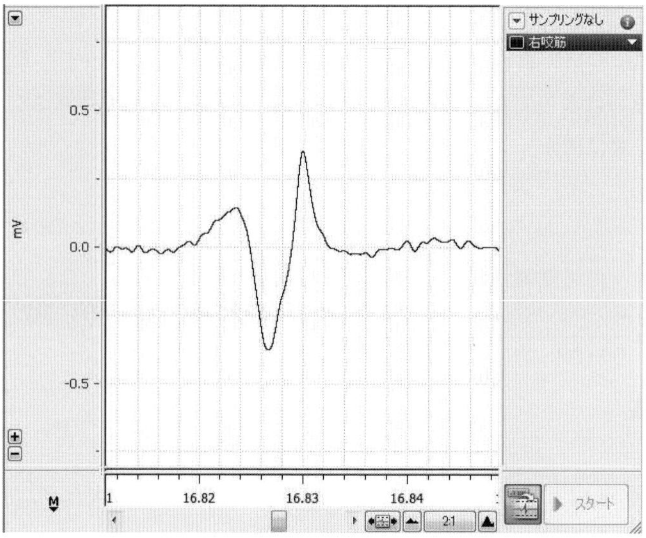

図 16-11　下顎張反射によって誘発された咬筋筋電図応答

3) 考察事項

・下顎張反射の発生機序を考察する．

・身体の他の部位で観察される同様の反射をあげる．また，それらに比べて，下顎張反射の特徴は何か．

Ⅳ 咬合力

閉口筋が収縮して上下の歯でものを噛みしめたときに，歯の咬合接触面に発生する力を咬合力（bite force）という．随意的に最も強い力で噛んだときの咬合力を最大咬合力（maximum bite force）という．

咬合力の測定器は，シート状の咬合力センサ（感圧センサ）を上下の歯列で噛んで，咬合面の多点の値を同時に測定する２種類の方式のものが市販されている．デンタルプレスケールⅡを用いた咬合力分析システムは，フィルム状のセンサ内に発色剤を封入したマイクロカプセルの層を含み，外力の大きさに応じてマイクロカプセルが破壊されて発色することで咬合力を計測するが，時系列データの記録には向かない．T- スキャンⅢは，互いに直交する格子状の電極間に感圧導電インキ（加わる力の大きさに応じて電気抵抗値が変化する）を挟み込んだセンサで，シートに加わった圧を計測する．時系列データが記録できるが，空間分解能は電極格子の数に規定される．

1) 材料と方法

1）材　料

検体（ヒト），感圧センサ（デンタルプレスケールⅡ），スキャナ（EPSON 社製 GT-X830），コンピュータ．

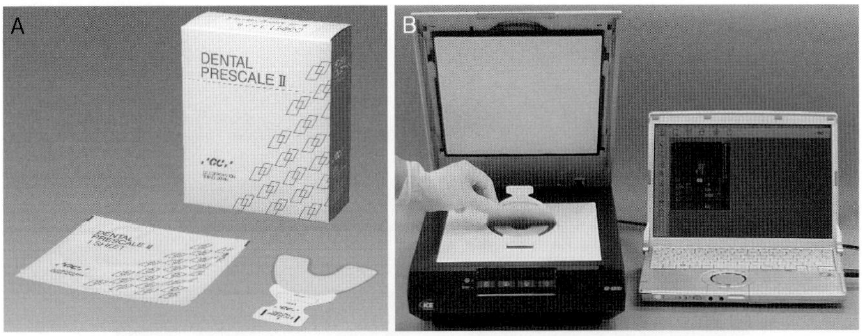

図 16-12　デンタルプレスケールⅡを用いた咬合力分析システム
A：感圧フィルム（デンタルプレスケールⅡ），B：感圧フィルム読み取り用スキャナと解析用 PC.

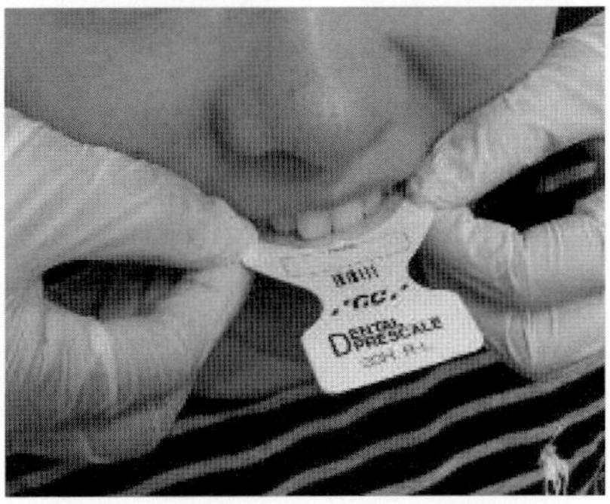

図 16-13　プレスケールⅡの口腔内への挿入

ここでは，感圧センサにデンタルプレスケールⅡを用いた咬合力分析システム（**図 16-12**）を例に解説する．

(2) 方　法

1. 感圧センサによる計測

(1) 被験者に合ったサイズ（S，M，L）のデンタルプレスケールⅡを選択し，使用する直前に収納箱から取り出す．

(2) 感圧センサの保護紙などを被験者に噛ませて練習させる．

(3) 感圧センサの紙製のホルダー部をもち，被験者の口腔内に挿入する．このとき，センサ部に触れたり折り曲げないように注意して，被験者の歯列がすべてシート内に収まるようにセンサを配置する（**図 16-13**）．

(4) 咬頭嵌合位にて最大咬合力で 3 秒間噛ませる．

2. 感圧センサに印記された咬合圧記録のスキャナによる読み取り

(1) 口をゆっくり開けさせ，感圧センサを静かに取り出す．感圧センサにできるだけ圧がかからないように唾液をふき取り，消毒用エタノール等で清拭消毒を行う．

(2) スキャナが接続されたコンピュータを使い，専用解析ソフトウエア（バイトフォース

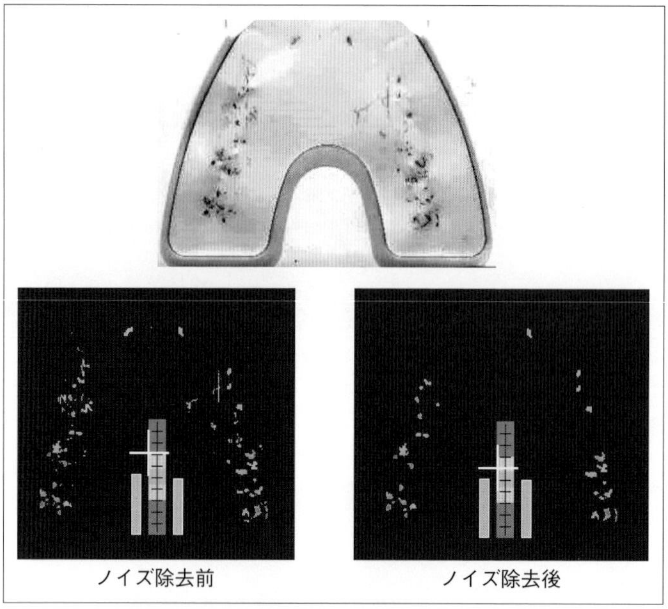

図 16-14　感圧センサに印記された咬合圧（上）と解析ソフトウエアによるノイズ除去（下）

アナライザ）を起動する．

(3) 感圧センサをスキャナにセットしてデータを読み取る（**図 16-12**）．

2）データ解析

・感圧センサを咬んだ際に，最大咬みしめに達するまでの歯の滑走や，シートの折れ曲がりにより発色したと想定される部分（ノイズ）を，解析ソフトウエアを用いて除去する（**図 16-14**）．

・前歯部，小臼歯部，大臼歯部の咬合力の値を読み取り，咬合力分布を解析，比較する．

3）考察事項

・歯種によって咬合力にどのような違いが認められたか．その違いの原因は何か．

・複数の被験者で計測した場合は，被験者間の差についても考察する．

・咬合力に差が出る要因として何が考えられるか．

・咬合力の測定で何が評価できるか．

17

咀嚼能力

A 概　説

咀嚼は，食物を摂取した後，粉砕し唾液と混和して嚥下に適した食塊を形成するまでの過程をいう．咀嚼時には咀嚼筋の他に口輪筋，頬筋と舌筋が協調して働き，食物の硬さに適した咀嚼力が発揮される．

咀嚼能力の測定は，正常歯列を有する者の咀嚼能力，口腔内に障害がある者の咀嚼能力の低下度や歯科治療後の咀嚼能力の回復度を評価するために行われ，咬合力，咀嚼力や食品の粉砕度を測定する方法などが用いられてきた．食品の粉砕度を測定する方法は，主にManlyらの篩分法や石原の篩分法の改良法が行われている．篩分法は一定の篩を通過もしくは残留した試料を秤量する方法である．篩分法の試料としては，大きさや硬さが一定で，粉砕後は溶解せずに細かい粒子となることから，ピーナッツや生米が用いられている．

上記以外に，アンケートやインタビューによる方法，チューイングガムやグミゼリーを使用する方法などがある．グミゼリーを用いた方法は，咀嚼試料内容物の溶出量が咀嚼後の試料の表面積に比例することを利用したもので，歯科臨床のチェアサイドで応用されている．咀嚼後，グミゼリーから溶出するグルコース量を簡易型血糖測定器で計測し，咀嚼能力を評価する．

B 目　的

- Manlyらの篩分法から咀嚼値と咀嚼能率を，石原の篩分法の改良法から咀嚼指数と咀嚼効率を求め，咀嚼能力の測定原理について理解する．
- グルコース溶出量計測法により咀嚼能力を調べる．

C 実験項目

I　食品の粉砕度測定法

1)　材料と方法

(1) 材　料

検体（ヒト），10メッシュの篩，Tyler型標準試験篩4個（S1：網目の大きさ一辺1.68 mm，S2：網目の大きさ1.00 mm，S3：網目の大きさ0.50 mm，S4：網目の大きさ0.25 mm），ビーカー，乾燥器，ピーナッツ，生米，電子はかり，紙コップ，ろ紙，薬匙，洗浄剤（液体洗剤），デシケーター，咀嚼能率換算表，片対数方眼紙

(2) 方　法

1. Manly らの篩分法

① 15.0 g のピーナッツを 3.0 g ずつ 5 回分に分け，通常の咀嚼側（習慣性咀嚼側）で 1 回分ずつ，嚥下しないように 20 回咀嚼する．

② 数回含嗽し，ピーナッツを 0.3％の洗浄剤を含む 50 mL の洗浄液が入ったビーカーの中に完全に吐き出す．ピーナッツは食塊となっているため，よく撹拌する．

③ ビーカーの内容物を 10 メッシュの篩に通す．ビーカー内や篩に残ったピーナッツ片は，適量の水を流し完全に篩を通過させる．

④ 篩に残留したピーナッツをろ紙上に集めて 100℃で 3 時間，デシケーターで 2 時間乾燥させ，0.1 g 単位まで秤量する．

⑤ 秤量した値からろ紙の乾燥重量を引き，篩残留量を求める．

⑥ 摂取試料の重量から篩残留量を引いた値が，篩を通過したピーナッツの量である．

⑦ 摂取試料に対する篩を通過したピーナッツ量の割合が咀嚼値となる．

咀嚼値（％）＝（篩を通過したピーナッツ量 / 摂取試料）× 100

2. Manly らの篩分法に準じた方法

Manly らの篩分法は，ビーカーの内容物を篩に通すため時間がかかってしまう．そこで以下の方法を用いてもよい．

① 15.0 g のピーナッツを 3.0 g ずつ 5 回分に分け，習慣性咀嚼側で 1 回分ずつ，嚥下しないように 20 回咀嚼する．

② 咀嚼後，口中をよくすすぎ，10 メッシュの篩上に吐き出す．以後 1 〜 2 回口をすすぎ，口腔内に粉砕片が残留しないようにする．

③ 篩に残留したピーナッツを薬匙でろ紙上に集め，100℃で 3 時間乾燥させ秤量する．

④ この乾燥重量からろ紙の乾燥重量を引き，篩残留量を求める．

⑤ 下記の式から計算し，咀嚼値を求める．

咀嚼値（％）＝ 100 −（篩残留量 / 摂取試料）× 100

3. Manly らの篩分法を改良した方法

Manly らの篩分法や準じた方法はピーナッツが 3.0 g であるが，口腔容積が小さい被験者では 3.0 g は多くなってしまう．また，乾燥時間が 100℃で 3 時間，デシケーターで 2 時間であるため，実習時間内に実習を終わらせるのが困難で，またピーナッツが焦げてしまうおそれがある．これらを改良したのが以下の方法である．

① 2.0 g のピーナッツを計量し，習慣性咀嚼側で嚥下しないように 20 回咀嚼する．

② 咀嚼したピーナッツは，数回含嗽し 0.3％の洗浄剤を含む 50 mL の洗浄液が入ったビーカーの中に完全に吐き出す．ピーナッツは食塊となっているため，よく撹拌する．

③ ビーカーの内容物を 10 メッシュの篩に通す．ビーカー内や篩に残ったピーナッツ片は，適量の水を流し完全に篩を通過させる．

④ 篩に残留したピーナッツをろ紙上に集めて 80℃で 1 時間乾燥させ秤量する．

⑤ 咀嚼しないピーナッツ 2.0 g も 80℃で 1 時間乾燥させ，乾燥後，重量を測定しコントロ

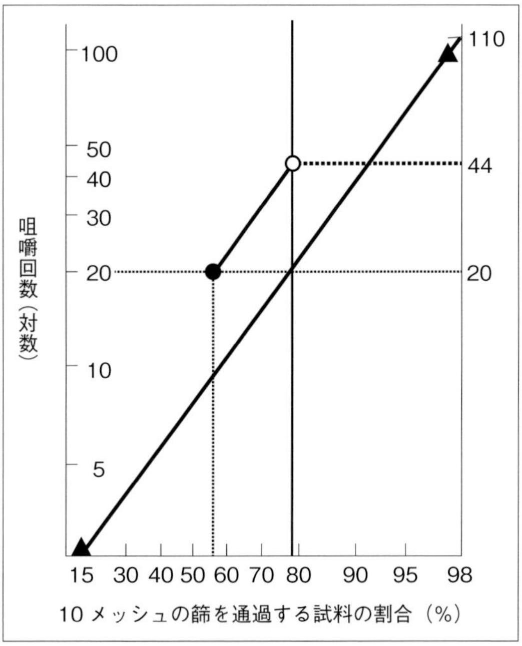

図 17-1　咀嚼能率換算表

ールとする．

⑥ 以下の式から咀嚼値を求める．

残留ピーナッツ（%）＝篩に残留したピーナッツ / コントロール× 100

咀嚼値（%）＝ 100 －残留ピーナッツ

4. 咀嚼能率の求め方

Manly らの篩分法では，第三大臼歯以外のすべての歯が完全に萌出している成人が，ピーナッツ 3.0 g を 20 回咀嚼したとき 10 メッシュの篩を用いて咀嚼値を計測すると平均 78%であることがわかった．そこで，摂取したピーナツの 78%が 10 メッシュの篩を通過するまでに必要な被験者の咀嚼回数を咀嚼能率換算表〔**図 17-1，2**（99 ページ）〕から求め，基準の 20 回咀嚼と比較することで咀嚼能率を算出する．

咀嚼能率（%）＝ 20 回 / 咀嚼値を 78%にするために必要な咀嚼回数× 100

たとえば，**図 17-1** に示したように 20 回咀嚼による咀嚼値が 56%だった場合の被験者は，横軸 56，縦軸 20 の交点（●）から標準線（▲－▲）と平行の線（●－○）を引くと，咀嚼値 78%に立てた垂線との交点（44）を得る．この値は咀嚼値を 78%にするために必要な咀嚼回数（44 回）を表す．すなわち，この被験者においては 44 回咀嚼すると咀嚼値 78%が得られる．したがって，この被験者の咀嚼能率は，20/44 × 100 ≒ 45.5%となる．

5. 石原の篩分法の改良法

① 生米をよく洗い，80℃で 1 時間乾燥させる．

② 網目の大きさがそれぞれ一辺 1.68 mm（S1），1.00 mm（S2），0.50 mm（S3），0.25 mm（S4）

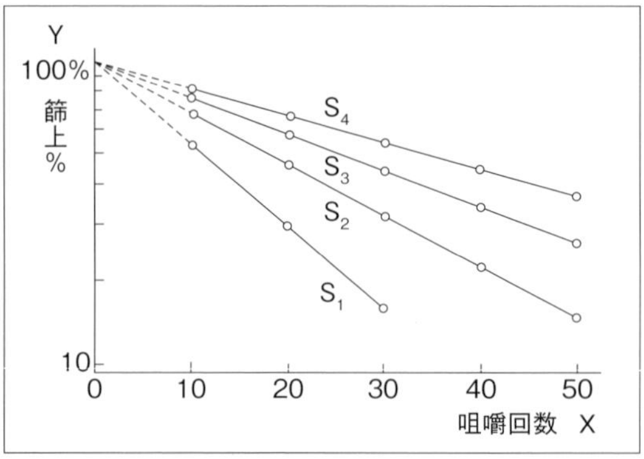

図 17-3　篩上%と咀嚼回数

の篩を上から重ねる.

③ 生米を 2 g 計量し，10 回咀嚼後，口中をよくすすぎ篩上に吐き出す.

④ 各篩の中にある粉砕粒子をそれぞれ別のろ紙に集め，80℃で 1 時間乾燥させ秤量する.

⑤ 乾燥重量からろ紙の重量を引いた値を各篩上の残留量とする.

⑥ 摂取試料に対する各篩上の残留量を%に換算する．生米 2.0 g を乾燥させると 1.8 g になるので，摂取試料は 1.8 g とする．篩 S1 上残留%を g1，S2 上を g2，S3 上を g3，S4 上を g4 とすると，各篩上%は，g1，g1 + g2，g1 + g2 + g3，g1 + g2 + g3 + g4 で表せる.

⑦ 20 回，30 回咀嚼についても同様に行う.

⑧ 篩上%（Y）を片対数方眼紙の縦軸（対数軸）に，咀嚼回数（X）を横軸にとると**図 17-3** のようなグラフが得られる．したがって，両者の関係は次の式で表され，この式を咀嚼方程式という.

$Y = k \cdot 10^{-\alpha X}$（k：100，$\alpha$：咀嚼指数）

咀嚼指数は個人に固有な定数で，これが大きいほど咀嚼能力が高いことを示し，**図 17-3** の直線の傾きは急になる．咀嚼方程式から咀嚼指数 α は篩ごとに次の式で求められる.

$$\alpha = -\frac{1}{X}\log\frac{Y}{100} = \frac{2 - \log Y}{X}$$

個人の 10，20，30 回咀嚼における咀嚼指数の平均値を求めて，これを正常歯列者と比較し咀嚼効率として表す.

咀嚼効率（%）＝被験者の咀嚼指数 / 正常歯列者の咀嚼指数× 100

正常歯列者の咀嚼指数は，網目の大きさが 1.69 mm，1.01 mm，0.48 mm のとき，それぞれ 0.0163，0.0092，0.0060 である.

2）データ解析

・ピーナッツを用いた篩分法では，各人の咀嚼値と**図 17-2**（99 ページ）の換算用グラフを用いて咀嚼能率を求める．

・生米を用いた篩分法では，咀嚼回数 10，20，30 回における S1 から S4 までの篩上％を測定し，咀嚼指数と咀嚼効率を求める．

3）考察事項

・咀嚼能力が高いもしくは低い原因を，自己の口腔内（歯数，歯列，咬合接触面積など）・咀嚼筋・顎関節の状態から考察する．

・咀嚼能力が高い被験者と低い被験者の口腔内・咀嚼筋・顎関節の状態の違いを考察する．

・咀嚼能力が咬合力や舌圧と関連があるか考察する．

Ⅱ　グルコース溶出量計測法

1）材料と方法

（1）材　料

検体（ヒト），紙コップ，ろ過用メッシュ（**図 17-4A**），採取用ブラシ（**図 17-4B**），計量カップ（**図 17-4C**），グルコセンサー GS-Ⅱ（**図 17-4D**），センサーチップ（**図 17-4E**），グルコース含有グミゼリー（**図 17-4F**），ストップウォッチ

（2）方　法

① ろ過用メッシュを繋ぎ目に隙間がないように組み立てる．

② 計量カップ内側の 10 の線まで水を入れ，10 mL の水を紙コップに移す．

③ グミゼリーを口に含み，習慣性咀嚼側で 20 秒間，唾液を飲み込まないように咀嚼する．

④ 咀嚼後，紙コップの水を口に含み，ろ過用メッシュを紙コップに乗せる．

⑤ ろ過用メッシュの上から，グミゼリーと水を軽く吐き出す．

⑥ グルコセンサーにセンサーチップを矢印方向に挿入する．

⑦ ろ過用メッシュを紙コップから外し，採取用ブラシでろ液を採取する．

⑧ 採取用ブラシをセンサーチップの先端に点着し，ろ液を十分吸わせる．

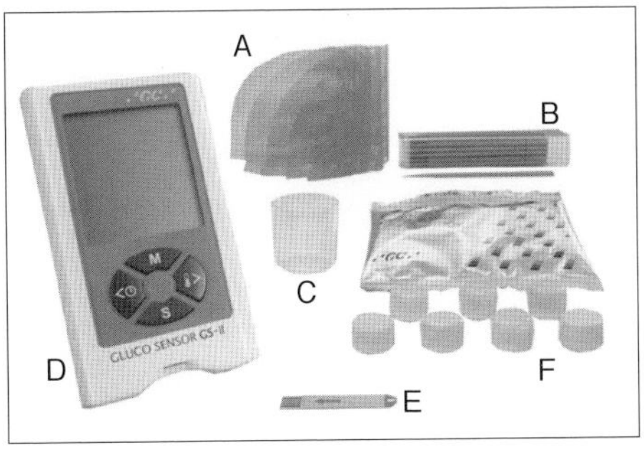

図 17-4　グルコセンサー（GS- Ⅱ）
（写真提供：株式会社ジーシー）

⑨ 約 6 秒後，グルコセンサーに計測値が表示されるので記録する．

2）データ解析

・咀嚼能力を有歯顎者の平均値（約 220 mg/dL）と比較する．

3）考察事項

・食品の粉砕度測定法と同様の項目を考察する．

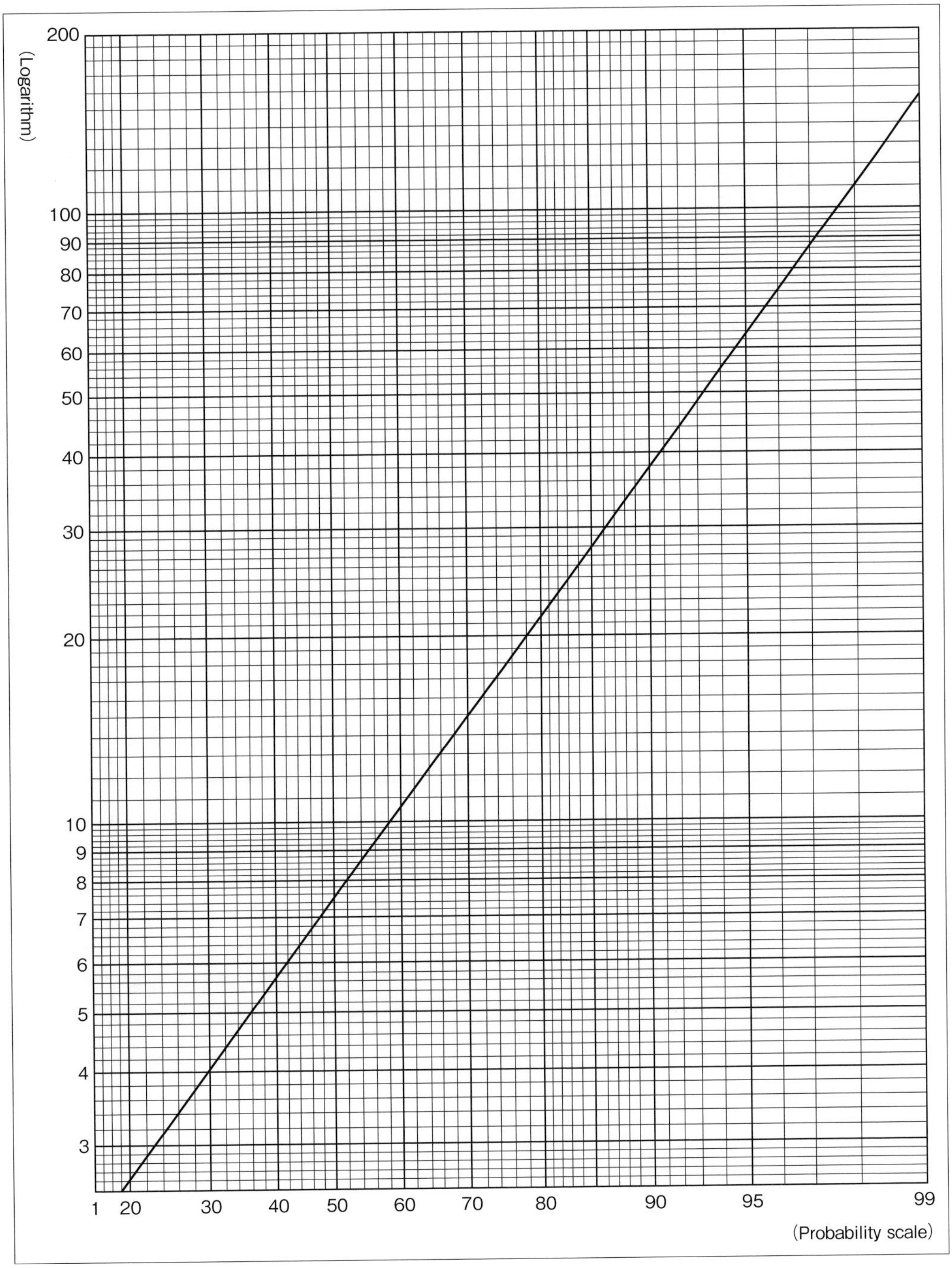

図 17-2　咀嚼能率の換算用グラフ

太線は標準線を示す.

18

嚥下・嚥下反射

A 概　説

嚥下とは，口腔内に摂取された固体や液体の栄養物や唾液などの分泌物を咽頭，食道を経て胃に送り込む運動をいう．摂食嚥下は，視覚や嗅覚を用いた食物の認知から始まり，摂取物が固形物であれば咀嚼を経ることで嚥下が可能となる．このため固形物の摂食は，口腔内に食物を取り込む前に食物の認知を行う先行期，咀嚼して食塊の形成を行う準備期（または咀嚼期），食塊を口腔後方に移送する口腔期，食塊が咽頭を通過し食道に送り込まれる咽頭期，食塊が胃まで移送される食道期を合わせた5期（摂食5期）に分けて説明される．また，水分や流動食などを口腔内に含んでから嚥下する液体嚥下の場合は口腔期以降の3期（嚥下3期）によって説明される．口腔期に嚥下物が舌や咽頭粘膜をはじめとする嚥下誘発域を刺激した後の運動は，不随意に（自動的に）進行するため嚥下反射とよばれる．

嚥下時の食塊の推進力は，舌による送り込みと，口腔や咽頭腔の形状変化，食道入口部の開大に伴う内圧変化により食塊を引き込む力である．内圧変化をつくるためには口腔，咽頭腔が閉鎖空間であることが必要である．加えて，哺乳類では食塊の通路と空気の通路（気道）が咽頭で交叉する．そのため，嚥下時には食塊の移送と，食塊が気道に入り込むことを防ぐための気道の防御が並行して行われる．すなわち，①口唇の閉鎖，②食塊の咽頭への送り込み，③鼻腔と咽頭腔を遮断する鼻咽腔閉鎖，④喉頭の挙上に伴う喉頭蓋の反転による喉頭口閉鎖，⑤声門の閉鎖，⑥喉頭の前方移動と食道入口部の開大などの運動が，短時間に連続して行われる．このうち，口唇閉鎖や喉頭口閉鎖のための喉頭挙上は体表上からも観察が可能である．

嚥下時に生じる運動は，口腔，咽頭，喉頭，食道の嚥下関連筋の収縮や弛緩によって行われる．嚥下を制御する神経機構が正常で，筋収縮力に余裕がある健常者ではさまざまな物性の食塊をさまざまな体位で嚥下することが可能である．一方，嚥下機能に障害をもつ患者では，食塊の推進力の補助として重力を用いたり，気道に侵入しにくい食塊物性をもつ食品を選択する必要があり，嚥下時の食塊物性や食事の姿勢も嚥下遂行のための重要な要素となる．

B 目　的

- 嚥下器官の解剖と機能を理解する．
- 嚥下時および咀嚼時の舌骨上筋群の機能を理解する．
- 嚥下時の口腔の閉鎖空間の形成と口唇の機能を理解する．
- 摂食時および水嚥下時の嚥下関連筋筋電図とそれぞれの機能を関連づける．
- 円滑な嚥下遂行のための姿勢および顎位の重要性を理解する．

・摂食5期と嚥下3期を説明できる．
・摂食行動において円滑に嚥下を遂行するうえでの準備期（咀嚼期）の重要性を理解する．

C 実験項目

I 水および唾液嚥下時の舌骨上筋の活動

1）材料と方法

(1) 材　料

・検体（ヒト：嚥下機能に障害のない健常成人）
・筋電図測定器具（電極，生体アンプ，オシロスコープ，ペンレコーダーや波形解析ソフトウエアの入ったPCなど記録波形を表示するシステム）
・水（水道水または市販のミネラルウォーター）
・紙コップ
・椅子（背もたれがあるものが望ましい）

(2) 方　法

1. 目視および触知による観察

被験者に足底が接地した状態で坐位をとらせ，水30 mLを注いだコップを手渡し，口に含ませた後に実験者の合図によりその水を1回で嚥下させる．まず，嚥下時に口唇が閉鎖し喉頭（甲状軟骨の喉頭隆起）が挙上することを目で確認する．次いで示指で舌骨を，中指で甲状軟骨を触知した状態（**図18-1**）で同様に水30 mLを嚥下させ，嚥下時の舌骨および甲状軟骨の動きを確認する．

2. 電極の貼付

解剖図を参考に舌骨上筋（顎舌骨筋もしくは顎二腹筋前腹）に筋電図記録用の表面電極（直径8～10 mmの皿電極）を装着する（**図18-2**）．貼付位置を決定したら，目的筋上の皮膚表面を消毒用アルコールを浸した綿で拭き，汚れや皮脂を除去し，電極接触面の抵抗を減少させる（皮膚前処理剤を用いて角質の一部を除去するとなおよい）．電極にペースト（脳波用・心電図用でも可）をつけて計測したい筋の線維の走行に沿って設置しテープ等で皮膚に固定する．電極間距離は1～2 cm程度とする．記録系に余裕があれば，同様の手順で閉口筋（咬筋）か

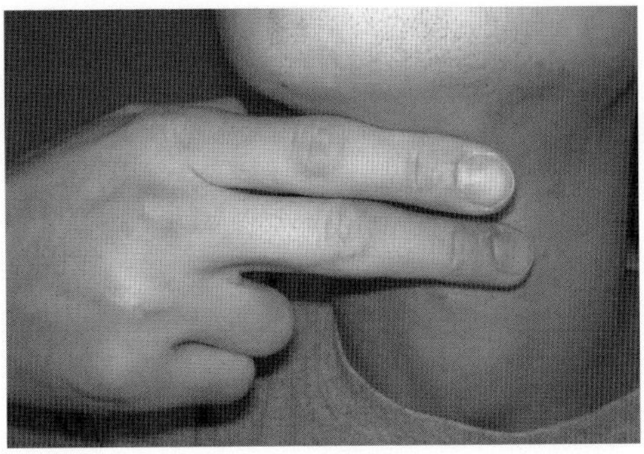

図18-1　舌骨と甲状軟骨の触知方法 [1)]

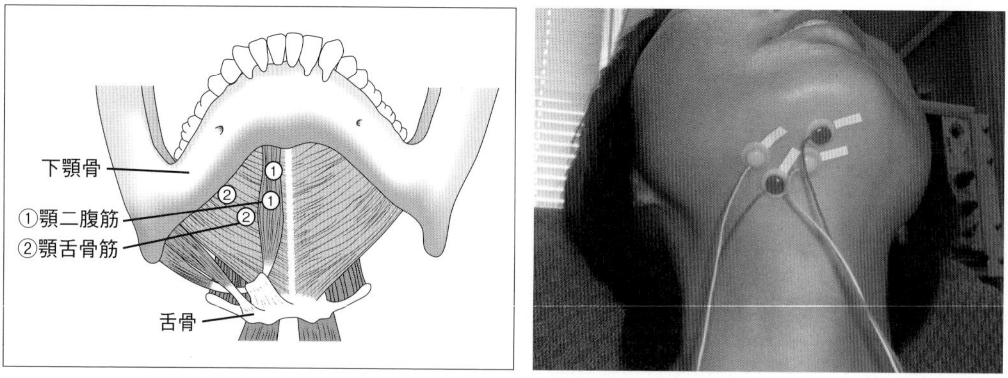

図 18-2　舌骨と舌骨上筋群の解剖と電極の配置（左図は文献[2]より改変）
①は顎二腹筋，②は顎舌骨筋の電極配置例.
現実にはどちらに配置しても両方の筋の活動が記録されるため，類似した筋電図波形が記録される.

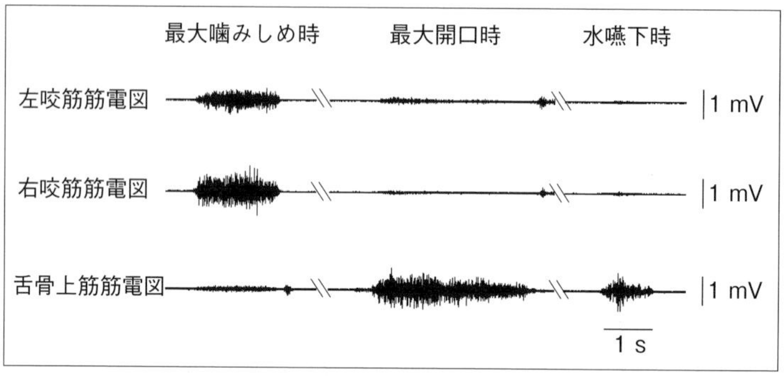

図 18-3　種々の動作時の舌骨上筋および咬筋の筋電図記録例

らも筋電図を導出する．また，皮膚との接触面積の広いバンド状の電極などを手首などに装着し，接地（アース）電極とする.

3．筋活動の記録

電極を生体アンプに接続し，増幅度（1,000 ～ 10,000 倍程度），高域および低域のフィルタ（50 Hz ～ 10 kHz 程度），データ記録および波形表示機器を調節した後，被験者に持続的な最大噛みしめおよび最大開口（1 ～ 3 秒）をするように指示し，その際の筋活動を記録する．次いで自らの唾液を嚥下した際の筋活動を記録する．必要があれば生体アンプや波形表示機器の再調節を行った後に，コップに入れた 10 mL，30 mL，60 mL の水を口に含ませ，実験者の指示のもと嚥下させ，その際の筋活動を記録する（**図 18-3**）．試行は複数回行い，各試行の間には十分な間隔（30 秒以上）をおく.

被験者を 5 分程度休ませた後，摂食嚥下障害の評価指標の 1 つである反復唾液嚥下テスト（RSST：repetitive saliva swallowing test）も行い，その際の筋活動も記録する．これは，自らの唾液を随意的かつ連続的に嚥下するもので，30 秒間に何回嚥下が行われるか計測し，3 回以上できれば正常とする．甲状軟骨を触知しながら行い，甲状軟骨が指を十分に乗り越えた場合のみ嚥下成立とみなす.

2）データ解析

・記録を行った筋について各試行における嚥下時の筋活動様式，活動の大きさ（振幅），活動時間を計測する．

・波形処理ソフトを用いることが可能であるならば，筋活動の大きさについては波形の平均振幅，最大振幅，積分値なども計算する．

3）考察事項

・最大開口時と嚥下時の舌骨上筋活動を比較し，それぞれの運動時の舌骨上筋活動の機能的役割を考察する．

・異なる量の水を嚥下したとき，あるいは反復唾液嚥下時の舌骨上筋活動様式を比較し，相違の有無とその理由を考察する．

・反復唾液嚥下テストの際，嚥下が成立しない場合でも舌骨上筋活動が観察されるのはなぜか．その際の活動様式を成立した嚥下時の活動を比較して機能的な役割を考察する．

Ⅱ 水嚥下時の顎位や体位の影響

1）材料と方法

（1）材　料

・検体（ヒト：嚥下機能に障害のない健常成人）

・筋電図測定器具，水，紙コップ（実験Ⅰと同様）

・椅子〔デンタルチェアのように座面の高さや背もたれの角度が変えられるものが望ましい．なければ足底が着地するものと，着地しないもの（実習机などで代用可）2 種類〕

・数値的評価スケール（NRS：Numerical Rating Scale）（図 18-4）

・開口器（図 18-5）

（2）方　法

1. 目視および触知による観察（実験Ⅰと同様に行う）
2. 電極の貼付（実験Ⅰと同様に行う）
3. 主観的嚥下難易度および筋活動の記録

被験者に足底が接地した自然な姿勢で坐位をとらせ，水 30 mL を注いだコップを手渡し，口に含ませた後に実験者の合図によりその水を 1 回で嚥下させる．この際の被験者の主観的な嚥下の難易度を NRS 上で 0（容易）とする．次いで，足底が接地した状態で口に含ませた水 30 mL を実験者の合図により頸部を最大限後屈させた状態で嚥下させ，その際の嚥下の難易度を NRS 上で 5（やや困難）とする．その後，実習環境が許す範囲で以下の①～④のようなさまざまな体位や顎位をとらせたうえで水 30 mL を嚥下させ，被験者にその際の嚥下の難易度を申告させるとともに舌骨上筋（および咬筋）活動を記録する．

① 頸部前屈・後屈（角度を変えて）

② 足底着地の有無

③ 体幹の角度（坐位から仰臥位：背もたれの角度を変える椅子がなければ被験者の背中

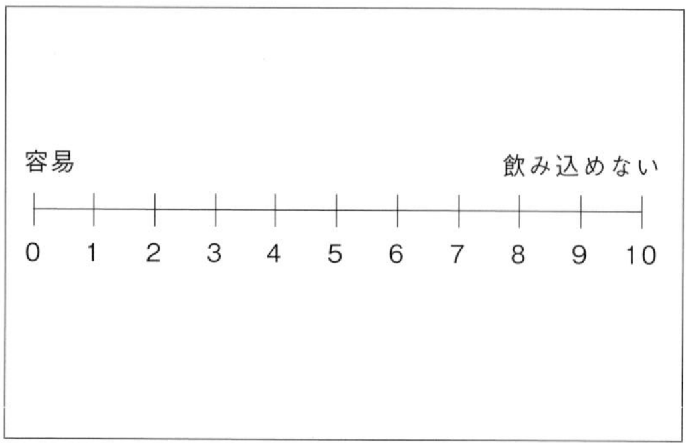

図 18-4　数値的評価スケール（NRS）
本実習では嚥下の困難度を数字で評価するために用いる．方法に記述したとおり，被験者に 0（容易）と 5（やや困難）を認識させ，次いで 10 は（飲み込めない）に相当することを伝えたうえで，その後の実験の嚥下困難度を数値で答えてもらう．
臨床的には「患者が感じている痛み」を数字で評価するための指標として用いられる．「今まで経験した一番強い痛みを 10 として今の痛みがどれくらいか」や「初診時や治療を開始する前の痛みを 10 として，今はどれくらいの痛みか」などの質問をし，患者が自身の痛みの強さを 0 から 10 の 11 段階として答えることで，痛みの度合いを評価する．

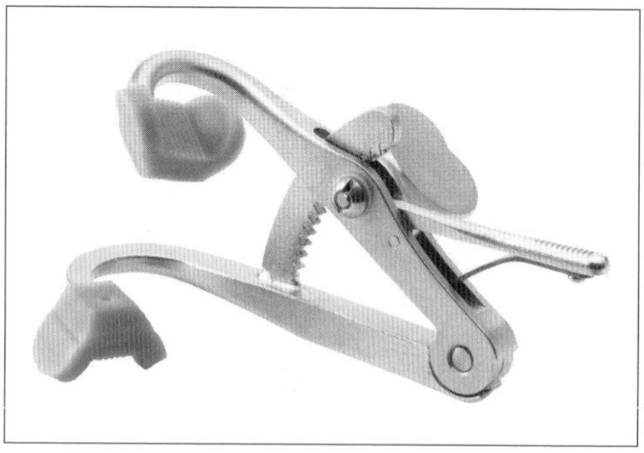

図 18-5　開口器（万能開口器）
（写真提供：株式会社 YDM）

を補助者が支えることで行う）
④ 開口度（咬頭嵌合位から最大開口：開口器を用いることが望ましい）

2）データ解析

・複数の被験者で実験を行い，それぞれの体位や顎位における嚥下難易度の被験者平均値を求める．
・実験Ⅰと同様に記録を行った筋について各試行における嚥下時の筋活動様式，活動の大きさ（振幅），活動時間を計測する．

3）考察事項

・頸部後屈により嚥下が困難になるのはなぜか．生理学的に考察する．
・体幹の角度や開口度が変わると嚥下難易度も変化するのはなぜか考察する．
・水嚥下時の嚥下難易度と記録した筋活動様式に関連はあるか．もしあるとすればそれはなぜか考察する．
・歯科診療における一般的な患者の体位を嚥下の遂行の観点から評価し，歯科治療に伴い口腔内にたまった水を吸引する必要性と，小器具などを口腔内に落下させたときのリスクについて，それぞれ生理学的に考察する．

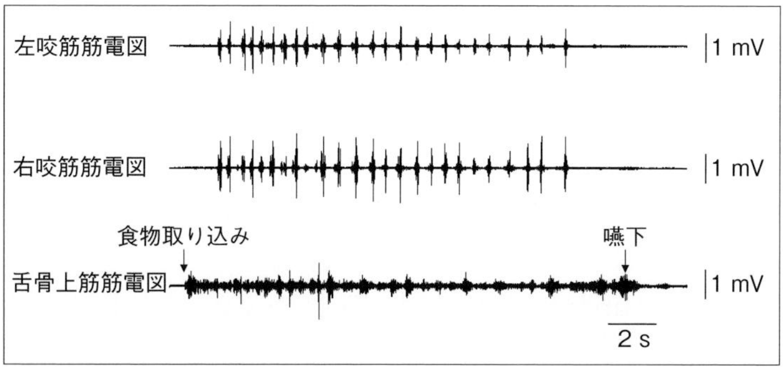

図 18-6　ヒト摂食行動に伴う咬筋，舌骨上筋群の筋電図記録例

Ⅲ　摂食行動に伴う咬筋，舌骨上筋群の活動

1）材料と方法

（1）材　料

・検体（ヒト：嚥下機能に障害のない健常成人）

・筋電図測定器具，水，紙コップ，椅子（実験Ⅰと同様）

・数値的評価スケール（実験Ⅱを参照）

・食品（レトルト米飯，レトルト粥，乾パンなど）

・食器（スプーンなど食品に合わせて）

（2）方　法

1. 目視および触知による観察（実験Ⅰと同様に行う）
2. 電極の貼付（実験Ⅰと同様に行う．この実験では咬筋活動も記録するほうが望ましい）
3. 摂食行動に伴う筋活動の記録

被験者に足底が接地した自然な姿勢で坐位をとらせ，用意した食材を被験者に咀嚼・嚥下させ，その際の筋活動を記録する（**図 18-6**）．被験者には取り込んだ食材を 1 回で嚥下するように指示し，嚥下は甲状軟骨の挙上により判定する．次いで量の調節が容易な食品を選び，被験者にとって適切な 1 回取り込み量を計測した後に，その半量，1.5 倍，2 倍の量の食品を同様に咀嚼・嚥下させ，その際の嚥下難易度を申告させる．数値的評価スケールの基準は実験Ⅱと同様に設定する．

2）データ解析

・筋電図記録を用いて咬筋および舌骨上筋のリズミカルな活動を指標に，食品ごとに食物を取り込んでから嚥下に至るまでの咀嚼回数を計測する．

・食物取り込みから嚥下に至るまでの舌骨上筋のリズミカルな活動について，活動の大きさ，タイミング，持続時間などの活動様式を指標に分類する．

・食品の量を変化させた際のそれぞれの試行について，食物を取り込んでから嚥下に至るまでの咀嚼回数を計測する．

・食品の量を変化させた場合の嚥下難易度と嚥下時の舌骨上筋活動様式に関連があるか調べる.

3）考察事項

・食品の性状や量と食物を取り込んでから嚥下に至るまでの咀嚼回数の関係をもとに，嚥下に適した食塊を形成するうえで何が必要であるか考察する.

・摂食時の嚥下難易度と記録した筋活動様式に関連はあるか．もしあるとすればそれはなぜか考察する.

・咀嚼時の舌骨上筋活動と嚥下時の舌骨上筋活動ではその活動様式に相違があるか．もしあるとすればそれはなぜか考察する.

・下顎の開閉口とも嚥下とも関連しない舌骨上筋活動が認められたか．もし認められたとすればその活動の機能的役割は何か考察する.

19

発声と構音

A 概　説

呼気流によって声帯が振動することで喉頭原音が生じ（狭義の発声 phonation），さらに喉頭原音が声道（声門から口裂・鼻孔までの管腔＝喉頭腔・咽頭腔・口腔・鼻腔）と付随する構音器官（主に舌・口唇・下顎・軟口蓋）の運動によって加工され母音・子音となる（構音 articulation）．母音は声道の形状（断面積）を変え声道の共鳴特性を変化させることで発し分けられており，子音は声道の特定の部位（構音点）を狭窄させたり閉鎖後に開放させたりすることで生じる雑音がもとになっている．

母音の音波をスペクトル解析すると（**図 19-1A**），声道の共鳴特性に応じたいくつかのピークが現れる．このピークをフォルマント（formant）とよび，低周波側から順に第 1（F1）・第 2（F2）・第 3（F3）・…とする．また，フォルマントの中心周波数をフォルマント周波数とよぶ．母音はフォルマント周波数で特徴づけられる．

舌は構音器官のうちで最も重要で，上顎（上顎前歯舌側面・硬口蓋・軟口蓋・口蓋垂）と接触することにより日本語の多くの子音の形成にかかわっている．この接触の様子を口蓋上および舌上に可視化したものをそれぞれパラトグラム（palatogram），リンゴグラム（linguogram）とよぶ．また，表面に多数の電極が露出している樹脂製口蓋板を用い，口蓋への舌の接触をリアルタイムで描記（動的パラトグラム）するエレクトロパラトグラフィ（electropalatography：EPG）という手法もある．

B 目　的

・音声解析ソフトを用いて声を可視化し，日本語各音の波形の特徴を観察する．
・母音の F1 対 F2 プロットを描き，舌の姿勢および口唇の開き具合との関係を理解する．
・さまざまな母音や子音を発したときのパラトグラム（またはリンゴグラム）を観察し，構音器官としての舌の役割を理解する．

C 実験項目

I　音声解析ソフトによる声の音波の可視化

1）材料と方法

（1）材　料

被験者，音声解析ソフト（※参照）がインストールされたコンピュータ，マイク（モノラル

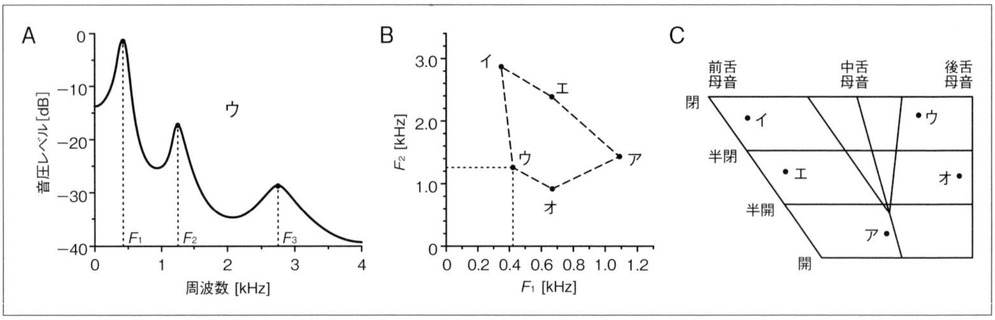

図 19-1　母音の音波のスペクトル解析（A），母音フォルマント分布図（B），母音図（C）
母音図（C）は，各母音を発する際に舌のどの部位（横軸，左方が舌前方）がどの高さにあるのか（縦軸；開口量とも関係）を示したものである．

のものでも可）

※無料で利用できる音声解析ソフトとしては以下の２つが有名である．いずれも Microsoft Windows，Apple macOS X，Linux 等で動作する．

・WaveSurfer：スウェーデン王立工科大学発声・音楽・聴覚研究室により開発されたもの．
https://www.speech.kth.se/software/

・Praat：アムステルダム大学音声科学研究室により開発されたもの．
https://www.fon.hum.uva.nl/praat/

(2) 方　法

Praat による声の音波の可視化と解析の方法を記した PDF ファイルを下記 URL からダウンロードし参照する．

https://www.ishiyaku.co.jp/ebooks/458690/

2) データ解析

・各母音の F1 および F2 の周波数を複数の被験者から記録し，Microsoft Excel などを用いて F1 対 F2 のプロットを作成する（母音フォルマント分布図；**図 19-1B**）．プロットのシンボルは被験者の性で区別する．三次元プロットが可能なソフトウエアがあれば F3 の周波数を加えてプロットしてみる．

・母音と子音の間，および，異なる子音間での波形の相違点について観察する．

3) 考察事項

・各母音は F1 および F2 の周波数だけで弁別可能か．可能でないなら，弁別に必要な条件には何があるかを考察する．

・フォルマント周波数に性差や個人差があるのはなぜか考察する．

・母音フォルマント分布図と，舌の姿勢（母音図；**図 19-1C**）との間にはどのような関係があるか考察する．

Ⅱ パラトグラム（リンゴグラム）の描記

パラトグラムは，被験者の上顎の印象を採得し製作した石膏模型上で，即時重合レジンや光重合レジンの築盛，あるいは，熱可塑性軟性樹脂の加熱（真空）圧接などによってつくられた口蓋床に描記するが，製作に石膏を用いることから基礎系科目の実習室では実施が困難である場合がある．ここでは口蓋床を用いない方法を紹介する．

1）材料と方法

（1）材　料

被験者，食用オリーブオイル，食用竹炭粉末（または口腔粘膜と色が大きく異なる食紅），筆，紙コップ，レモネード（または柑橘系の飲料），紙エプロン，ティッシュペーパー，口内鏡（口蓋撮影用），カメラ

※感染症防止のため，筆や口内鏡は被験者数分用意するか，あるいは，使用後に滅菌してから次に用いること．

（2）方　法

1. 実験者および被験者は紙エプロンを着用し，衣服を汚さないように注意する．
2. オリーブオイルと食用竹炭粉末（または食紅）を紙コップに入れて筆を使って混ぜ合わせる．食用竹炭粉末を用いる場合にはオリーブオイルと等重量を基本とし，粘稠度や色を見ながら調製する．

※感染症防止のため，他人に用いた筆およびそれを浸した液を使い回してはならない．

3. パラトグラムを描記する場合は舌背全体に，リンゴグラムを描記する場合には口蓋全体に，筆を使って2で調製した液を塗布する．
4. 1つの母音（ア／イ／ウ／エ／オ）または子音（カ／ガ／サ／ザ／タ／ダ／ナ／ハ／バ／パ／マ／ヤ／ラ／ワ）のみを数回発した後すみやかに開口し，口蓋あるいは舌を撮影する．
5. 液を洗い流す際にはレモネードあるいはそれに類する飲料を使って含嗽するとよい．竹炭あるいは色の濃い食紅を用いた場合，一時的な舌への色素沈着が起こり得るので，気になる者には塗布する液の色を薄めに調製し，しっかり含嗽させる．

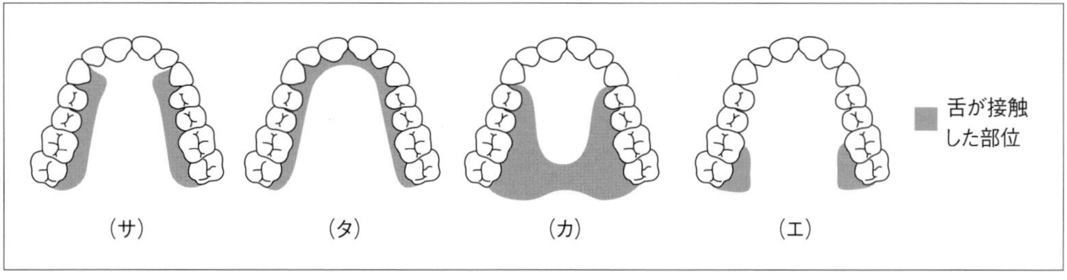

図19-2　パラトグラムの例

2）データ解析

・各母音・子音のパラトグラム（リンゴグラム）を記録する．

3）考察事項

・各母音・子音のパラトグラム（リンゴグラム）を，構音点（舌の場合は口蓋などとの接触部位）と構音様式（破裂音・摩擦音・破擦音・鼻音など）ごとに比較し，特徴を分析する（図19-2）．

・歯列不正や口蓋形態の異常などによりどのような構音異常が生じ得るか考察する．

・構音の観点から，有床義歯製作時に注意すべきことは何か考察する．

20

顔面部皮膚・口腔粘膜表面感覚

A 概　説

感覚情報処理は感覚装置（感覚受容器，上行性伝導路，大脳皮質感覚野）が担っており，1）体性感覚，2）内臓感覚，3）特殊感覚に分類できる．特に体性感覚は，表面感覚と深部感覚に分類され，顔面部皮膚や口腔粘膜刺激で生じる感覚を表面感覚という．表面感覚の受容器は，機械受容器，温度受容器，侵害受容器である．

表面感覚における感覚受容器の存在部位は，Maximilian von Frey によって見出された特異的な「感覚点〔触（圧）点・温点・冷点・痛点〕」の存在を検索することで明らかになる．感覚受容器存在部位，すなわち感覚点分布密度が高いほど，その感覚は鋭敏であるといえる．感覚点の検索は von-Frey フィラメント試験（Semmes-Weinstein monofilaments を用いて行う SW テスト）で可能である．その感覚点分布密度は二点識別（弁別）閾でも計測できる．二点識別閾とは，皮膚または粘膜表面の 2 点に対して，同時に等しい強さで圧刺激を行ったとき，2 点刺激を 2 点と感じる最小距離をいう．これらの試験は，歯科臨床において感覚障害部位における障害程度の検査・診査に用いられる．

本実習では，顔面部皮膚・口腔粘膜における感覚点分布検索と二点識別閾を計測し，両者の関係を調べる．他の身体部位との計測比較を行うことで口腔機能の重要性を理解し，歯科臨床における注意点を理解する．

B 目　的

- 顔面部皮膚・口腔粘膜に加えて身体各部における感覚点分布を検索する．
- 顔面部皮膚・口腔粘膜に加えて身体各部における二点識別閾を計測する．
- 感覚点分布と二点識別閾の関係から，顔面部皮膚・口腔粘膜領域の感覚と口腔機能の連関を理解する．

C 実験項目

I 顔面部皮膚・口腔粘膜，身体各部における感覚点分布密度とパターン検索

1）材料と方法

（1）材　料

検体（ヒト），Semmes-Weinstein monofilaments（エヴァリュエーターサイズ：2.83），熱導子，痛覚刺激針（事前滅菌），ビーカー，方眼印，70％エタノールワッテ，コンピュータ，

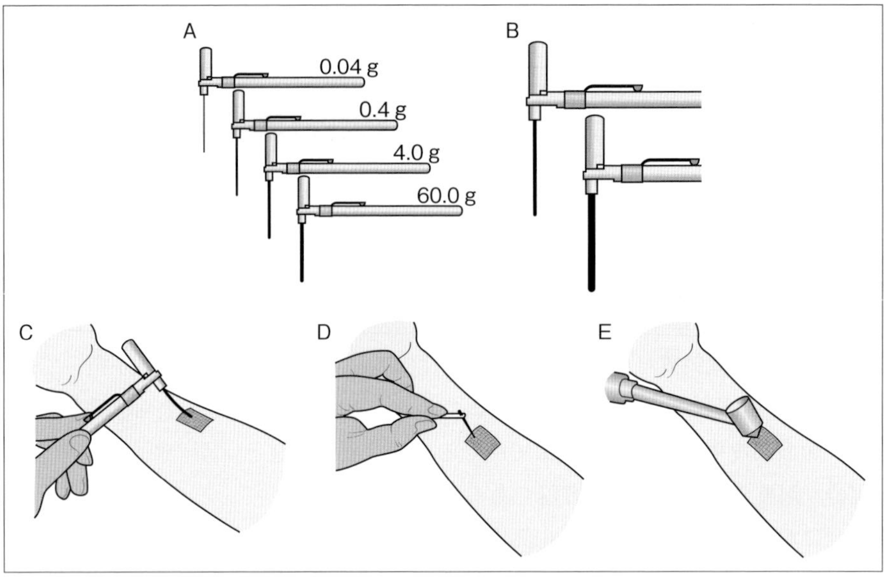

図 20-1　Semmes-Weinstein（SW）monofilaments と各器具による皮膚刺激
A，B：Semmes-Weinstein monofilaments．0.04 ～ 60 g の圧刺激強度のフィラメント．C：Semmes-Weinstein monofilaments による皮膚刺激．D：刺激針による皮膚刺激．E：熱導子による皮膚刺激．

表計算ソフトウエア

・Semmes-Weinstein monofilaments（図 20-1A ～ C）

プローブ先端にナイロン糸がついており，さまざまな刺激強度で圧覚刺激を行う．これらにはエヴァリュエーターサイズ（von-Frey number）とよばれる番号がつけられており，以下によって算出できる．

エヴァリュエーターサイズ（von-Frey number；#）＝［log（y）＋ 3.78］/0.94

エヴァリュエーターサイズ ＝ 2.83 のフィラメントを皮膚・粘膜と直角に当て，フィラメントが曲がり始める強さで圧刺激を行う．そのときの圧刺激強度は 70 mg（70 mgf）となる．

実験前に，プローブすべてを 70％エタノールワッテでよく清拭する．また実験の試行ごとに 70％エタノールワッテでナイロン糸をよく清拭する．

・刺激針（図 20-1D）

先端直径 0.01 mm の針をマッチ棒の軸に接着剤で固定する．針先端を皮膚以外に当てると先端が変形し使用できなくなるので注意する．被験者ごとに 1 つ用意し，実験前には滅菌を行い，実験の試行ごとに 70％エタノールワッテで針をよく清拭する．刺激針を皮膚・粘膜と直角に当て痛覚刺激とする．

・熱導子（図 20-1E）

プローブ全体が金属でできており，先端部は円錐形となって限られた面積の皮膚，粘膜に温度刺激を与えられる熱導子を準備する．滅菌した容器（ビーカーなど）に，1）温覚刺激として 40℃の水，2）冷涼覚刺激として 20℃の水を用意する．実験前に熱導子は 70％エタノールワッテでよく清拭する．熱導子を40℃，20℃の水に入れ先端部分が温度平衡に達するように準備する．実験の試行後は，70％エタノールワッテで先端をよく清拭してから40℃，20℃の水に戻す．40℃，20℃とした熱導子の円錐部分先端を皮膚と直角に当て，それぞれ温覚・冷涼覚刺激とする．

(2) 方　法

1．検索部位

検索部位は，以下の皮膚・粘膜領域とする．刺激は片側に統一する（**図 20-2**）．

① 顎顔面口腔領域

a．上顎神経支配領域：眼窩下方犬歯窩相当部皮膚（ア）・上唇赤唇部皮膚（イ）・上唇粘膜（ウ）

b．下顎神経支配領域：オトガイ孔相当部皮膚（エ）・下唇赤唇部皮膚（オ）・下唇粘膜（カ）・キーゾー領域直下頬粘膜（キ）・舌尖粘膜（ク）

② 上肢領域：示指指頭掌面皮膚（ケ）・小指指頭掌面皮膚（コ）・手背中央皮膚（ス）・手掌中央皮膚（サ）・前腕掌面皮膚（シ）

③ 体幹部領域：腹部皮膚（セ）・背部皮膚（ソ）

④ 下肢領域：下腿外側面皮膚（タ）・足底部皮膚（チ）

2．感覚点分布密度の計測

被験者は閉眼とする．器具の取り扱いと消毒には細心の注意を払う．検索部位の1 cm^2 面積内でランダムに，1）SW テストを用いた圧覚刺激（**図 20-1C**），2）刺激針を用いた痛覚刺激（**図 20-1D**），3）熱導子を用いた温覚刺激（**図 20-1E**），4）熱導子を用いた冷涼覚刺激（**図 20-1E**）を20回行い，感覚の生じた割合（％）を算出し，感覚点分布密度とする．

3．感覚点分布パターンの計測

1．の検索部位から，1）オトガイ孔相当部皮膚，2）示指指頭掌面皮膚，3）手背中央皮膚，4）前腕掌面皮膚，5）あるいはこれらを含む（含まなくてもよい）任意の皮膚部位に，2 mm 格子の方眼印で目印をつけ（**図 20-3**），6 mm × 6 mm の範囲に1 mm おきに刺激を加え，4種類の各感覚点の分布図を作成する．また，各部位におけるそれぞれの感覚点の分布密度（％）を算出する．

2）データ解析

1．感覚点分布密度の計測

各刺激部位における，圧覚，痛覚，温覚，冷涼覚刺激時の感覚の生じた割合（％）を算出，それぞれの感覚点分布密度とし，

(1) 各部位における，それぞれの感覚の感覚点分布密度（％）の表を作成する．

(2) 各部位における，それぞれの感覚の感覚点分布密度（％）のグラフを作成する．

2．感覚点分布パターンの計測

検索部位における4種類の各感覚点の分布図を作成する．

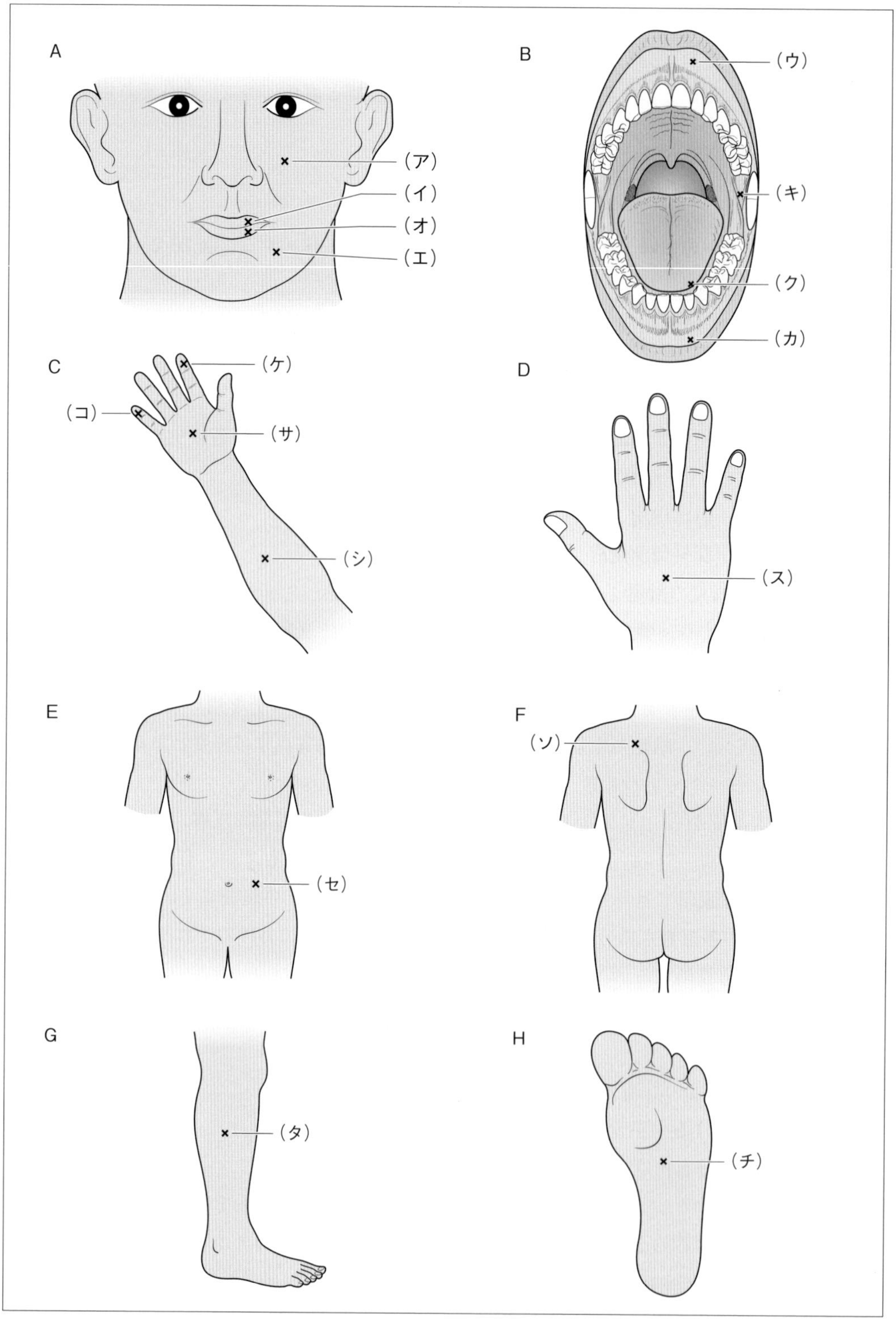

図 20-2　皮膚・粘膜領域の検索部位

A，B：顎顔面口腔領域の検索部位，C，D：上肢領域の検索部位，E，F：体幹部領域の検索部位，G，H：下肢領域の検索部位．（ア）～（チ）は本文（2）-1．を参照．

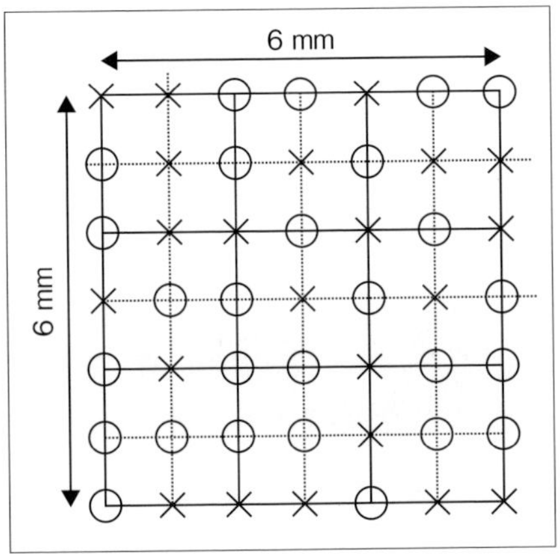

図 20-3　感覚点の分布パターン
分布図は，各部位で 4 感覚点について行う．
○：感覚が生じた点，×：感覚が生じなかった点．

3)　考察事項

1. 感覚点分布密度の計測

・感覚点の分布密度の大小から，検索した皮膚・粘膜の感覚特性（それぞれの感覚の鋭敏度など）を比較し，その特徴（生体機能との関連など）を説明する．

・全身的に最も多く分布する感覚点はどれか．また最も少ないのはどれか説明する．

・それぞれの感覚について，今回検索した中で最も感覚が鋭敏であったのはどこか説明する．

2. 感覚点分布パターンの計測

・同一部位刺激点において，圧点，痛点，温点，冷涼点の分布パターンは一致したか説明する．

・皮膚感覚に関する感覚受容器は，一部位において特異的に存在するか考察する．

3. その他

・温，冷涼刺激に 40℃と 20℃の水を用いる理由を説明する．

・感覚を分類する．

・感覚受容器を分類する．

Ⅱ　顔面部皮膚・口腔粘膜，身体各部における二点識別閾値計測

1）材料と方法

(1) 材　料

検体（ヒト），キャリパー（コンパスでもよい），定規，70％エタノールワッテ，コンピュータ，表計算ソフトウエア

(2) 方　法

1. 検索部位

検索部位は，以下の皮膚・粘膜領域とする．刺激は片側に統一する（図 20-2）．

① 顎顔面口腔領域

a. 上顎神経支配領域：眼窩下方犬歯窩相当部皮膚（ア）・上唇赤唇部皮膚（イ）・上唇粘膜（ウ）

b. 下顎神経支配領域：オトガイ孔相当部皮膚（エ）・下唇赤唇部皮膚（オ）・下唇粘膜（カ）・

キーゾー領域直下頬粘膜（キ）・舌尖粘膜（ク）

② 上肢領域：示指指頭掌面皮膚（ケ）・小指指頭掌面皮膚（コ）・手背中央皮膚（ス）・手掌中央皮膚（サ）・前腕掌面皮膚（シ）

③ 体幹部領域：腹部皮膚（セ）・背部皮膚（ソ）

④ 下肢領域：下腿外側面皮膚（タ）・足底部皮膚（チ）

2. 二点識別閾値の計測

被験者は閉眼とする．器具の取り扱いと消毒には細心の注意を払う．被験者の皮膚・粘膜検索部位に，キャリパーの両脚の先端を同時に，かつ等しい強さで当てすみやかに離す．先端の距離を次第に短くしながら刺激を繰り返すと，やがて２点とは感じないで，１点と感じるようになる．２点刺激を２点と感じる最小距離（mm）が二点識別閾である．この際，ときどき先端の一方だけを当てて，誤りの有無をみるとよい．

2）データ解析

・得られた二点識別閾（mm）を，各刺激部位に対して表にし，グラフを作成する．

・実験Ⅰで得られた各刺激部位における圧点分布密度の表もしくはグラフと比較する．

3）考察事項

・二点識別閾は身体のどのような部位で大きく，どのような部位で小さいといえるか説明する．

・圧点の分布密度と二点識別閾の大小との間にどのような関係がみられるか説明する．

・二点識別閾と感覚装置はどのような関係にあるといえるか説明する．

21

歯根膜感覚

A 概　説

咀嚼運動を制御するためには，咀嚼運動の状態を感知する優れた感覚受容器が必要である．歯根膜はさまざまな機能を有するが，なかでも歯根膜機械受容器の感度は非常に高く，g 単位の刺激を受容できる．1 ～ 1,000 g の負荷範囲で，ヒト歯根膜一次感覚ニューロンの活動電位発生頻度は歯に加える力が大きくなるにつれて高くなり，Weber-Fechner の法則と Stevens のべき法則が適応可能である．ヒトの前歯および臼歯歯根膜に分布する一次感覚ニューロンの約半数は，1 本の歯の刺激にのみ応答するが，半数は隣接した 2 ～ 4 本の歯の圧刺激に反応する．これらの特徴に加えて，歯には単根歯・複根歯があり，その動揺度も異なる．

歯根膜に生じる感覚は，体性感覚の深部感覚に分類される．歯根膜の触圧覚は，食片の大きさ，硬さなどの食塊性状を感知するのみならず，歯の「位置感覚（植立部位の感覚）」の認知にも役立つ．歯の位置感覚は，臨床的には感覚局在をもたらすことで，患歯の同定に役立つ．本実習では，歯の位置感覚の鋭さを歯種別に調べ，その成り立ちと意義を考察する．

B 目　的

・歯根膜感覚によって生じる「歯の位置感覚（植立部位の感覚）」を歯種別に検索する．

C 実験項目

I 歯の位置感覚（植立部位の感覚）の検索

1）材料と方法

（1）材　料

検体（ヒト），歯根膜刺激プローブ，ディスポーザブル滅菌トレー，70％エタノールワッテ，コンピュータ，表計算ソフトウエア

・歯根膜刺激プローブ（図 21-1）

プローブには 2 本の金属バーが束ねてハンドル部分に固定されており，先端部は少し開いている．一方のバーの先端は直角に 90° 曲がっている．90° 曲がった先端で，歯の表面を刺激する．歯への刺激圧が 100 g となるように，秤を用いてあらかじめ調整する．プローブとディスポーザブル滅菌トレーは，被験者ごとに 1 セット貸与する．プローブは実験前に滅菌しておき，実験中に使用しないときは，必ずディスポーザブル滅菌トレーに置いておく．使用後は「被験者」がプローブを洗浄し，70％エタノールワッテでよく清拭し返却する．

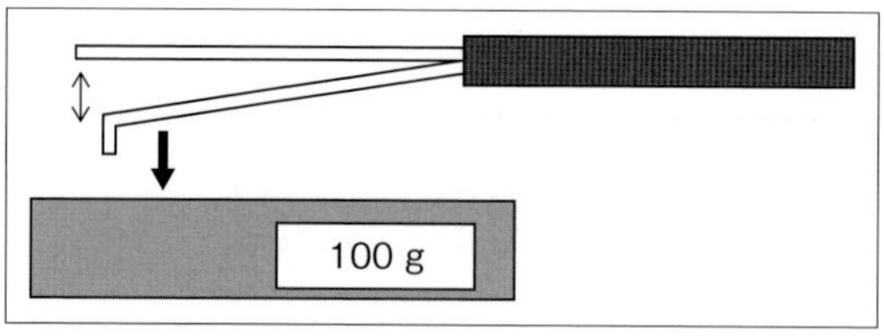

図 21-1　歯根膜刺激プローブ
端が90°曲がっている側のバーで，歯の唇側面（前歯部），頬側もしくは舌側（臼歯部）を圧刺激する．刺激部端がその上のバーに接触したときにその圧が100 gとなるように，秤を用いて調整する．

（2）方　法

1．被験者は閉眼とする．口腔内診査を行い，歯列の状態，疾患の有無，補綴装置の状態を診査する．上下顎の左右側のうち，最も天然歯の多い歯列を片顎一側選ぶ．術者は，被験者の歯牙の頬（唇）側あるいは舌側から，プローブを用いて，無作為に歯牙を刺激する（これを被検歯という）．被験者は，どの歯牙が刺激されたかを答える（応答歯）．

2．各歯につき10回刺激を行う．被検歯列は，反対側の側切歯から検査側最後臼歯までとする．刺激の際，他の組織（頬粘膜や舌粘膜など）を刺激しないこと．刺激圧は100 gに統一し，必ず，無作為に行うこと．被験者には，被検歯の解答を教えないこと．

2）データ解析

・被検歯を横軸にとり，応答歯を縦軸として分布図を作成する．
・前歯部，小臼歯部，大臼歯部の応答歯の正解率を算出する．

3）考察事項

・前歯部，小臼歯部，大臼歯部で，歯の「位置感覚（植立部位の感覚）」の鋭さを，高い方から歯種別順に並べる．
・歯の「位置感覚（植立部位の感覚）」の鋭さに影響する因子を，歯根膜の神経支配率，感覚受容器分布，歯根の解剖学的形態の観点から説明する．
・歯根膜の触・圧覚発現に関係する感覚受容器，分布する一次感覚ニューロンとその機能を説明する．
・植立部位の感覚は，臨床上どのような意義をもっているか説明する．

資　料

摘出標本を用いた生理学実習では，標本を生体内の細胞外液に似たような浸透圧，無機イオン組成ならびにpHを有した溶液に浸す必要がある．下記に冷血動物用ならびに温血動物用によく用いられる生理的溶液組成を示す．

表1　各種生理的塩類溶液組成

	冷血動物用				温血動物用					
	Ringer（1883）		Tasaki-Ringer（1935）		Locke（1901）		Tyrode（1910）		Krebs（1932）	
	g/L	mM	g/L	mM	g/L	mM	g/L	mM	g/L	mM
NaCl	6.50	111.23	6.50	111.23	9.00	154.00	8.00	136.89	6.92	118.41
KCl	0.14	1.88	0.14	1.88	0.42	5.63	0.20	2.68	0.35	4.69
$CaCl_2$	0.12	1.08	0.12	1.08	0.24	2.16	0.20	1.80	0.28	2.52
$NaHCO_3$	0.20	2.38	0.20	2.38	0.20	2.38	1.00	11.90	2.10	25.00
NaH_2PO_4			0.01	0.08			0.04	0.33		
KH_2PO_4									0.16	1.18
$MgCl_2$							0.05	0.52		
$MgSO_4$									0.15	1.25
glucose			2.00	11.10	1.00	5.55	1.00	5.55	2.00	11.10

以下に実習の参考となる各種標準値を示す．

表2　血液・循環関連の各種正常値[1)]

血圧（上腕動脈・安静時）	収縮期血圧（最高血圧）：120 mmHg 拡張期血圧（最低血圧）：80 mmHg　（年齢により変化）
心拍数（安静時）	60～90/分
赤血球数	男：約450万～550万/μL，女：約350万～500万/μL
血色素量	男：約13.5～17.5 g/dL，女：約11.5～15.0 g/dL
ヘマトクリット値	約45%
白血球数	3,500～9,000/μL
血小板数	15万～35万/μL

表3　日本人の血圧[2]（血圧を下げる薬の使用者含む）

拡張期血圧（最低血圧）　　（単位：mmHg）

	男		女	
	平均値	標準偏差	平均値	標準偏差
総　数	76.2	11.4	73.1	10.7
20 ～ 29 歳	67.7	9.3	63.8	7.7
30 ～ 39	73.7	10.3	66.3	9.6
40 ～ 49	81.3	12.2	71.2	10.7
50 ～ 59	82.0	11.7	75.4	10.6
60 ～ 69	78.5	10.4	76.7	10.1
70 ～	73.1	10.3	73.0	10.3

収縮期血圧（最高血圧）　　（単位：mmHg）

	男		女	
	平均値	標準偏差	平均値	標準偏差
総　数	132.0	17.7	126.5	19.1
20 ～ 29 歳	115.3	13.7	105.7	10.1
30 ～ 39	117.3	11.7	107.9	13.1
40 ～ 49	125.8	16.0	114.3	15.9
50 ～ 59	131.7	18.4	123.7	17.6
60 ～ 69	135.8	18.1	131.0	16.0
70 ～	135.8	16.1	136.1	16.9

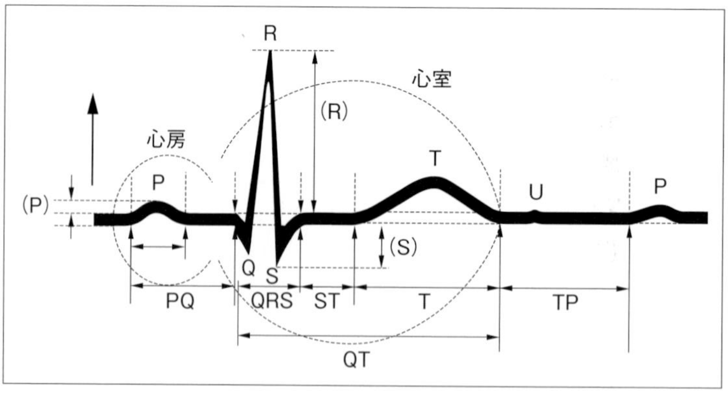

図1　標準肢誘導（第Ⅱ誘導）の典型的な波形[3]

表 4　心電図の成分[3]

名　称	電圧（mV）	持続時間（秒）	意　味
P	0.2 以下	0.06 〜 0.10	心房の興奮に対応
QRS	0.5 〜 1.5 誘導によりまちまち	0.08 〜 0.10	心室全体に興奮が拡がる期間
T	0.2 以上誘導によりまちまち	0.2 〜 0.6	心室筋の再分極に対応
PQ（PR）		0.12 〜 0.20	心房から心室への興奮伝導時間
ST	正常では基線上にある	0.1 〜 0.15	心室全体が興奮している時間
QT		0.3 〜 0.45 心拍数増せば減少	電気的心室収縮時間

表 5　冷血動物（カエル）の神経線維の分類[3]

分　類	伝導速度（m/ 秒）	髄　鞘	種　類
A α	47.3	有髄（厚い）	運動神経線維・筋の感覚神経線維
A β	28.7	有髄（厚い）	感覚神経線維（触・圧）
A γ	19	有髄（厚い）	運動神経線維（錐内筋）
A δ	13.6	有髄（厚い）	感覚神経線維（温度・痛）
B_1	8 〜 16	有髄（薄い）	自律神経節前線維
B_2	3 〜 4.5	有髄（薄い）	自律神経節前線維
C	0.3 〜 0.8	無髄	感覚神経線維・自律神経節後線維

表 6　温血動物の神経線維の分類（Erlanger と Gasser による末梢神経線維の分類）

（文献[4]を参考に作成）

分　類	直径（μm）	伝導速度（m/ 秒）	髄　鞘	機能（例）
A α	13 〜 22	70 〜 120	有髄	求心性（筋，腱），遠心性（骨格筋）
A β	8 〜 13	40 〜 70	有髄	求心性（皮膚触覚，圧覚）
A γ	4 〜 8	15 〜 40	有髄	遠心性（錘内筋）
A δ	1 〜 4	5 〜 15	有髄	求心性（皮膚温度覚，痛覚）
B	1 〜 3	3 〜 14	有髄	自律性（交感神経節前線維）
C	0.2 〜 1	0.2 〜 2	無髄	自律性（交感神経節後線維）
	0.5 〜 1	0.5 〜 2	無髄	求心性（皮膚痛覚）

表 7　温血動物の感覚神経線維の分類[3)]

分　類	直径（μm）	伝導速度（m/ 秒）	受容器	適刺激
Ⅰａ群線維（Aα）	12～20	70～120	筋紡錘	張力（閾値低い）
Ⅰｂ群線維（Aα）	12～20	70～120	腱受容器	張力（閾値高い）
Ⅱ群線維（Aβ）	5～12	30～70	触圧受容器，筋紡錘	圧力
Ⅲ群線維（Aδ）	2～5	12～30	自由神経終末	温，冷または 侵害刺激
Ⅳ群線維（C）	0.5～1	0.5～2	自由神経終末	温，冷または 侵害刺激

表 8　感覚点の分布密度（1 cm^2 あたり）[5)]

	痛　点	冷　点	温　点	圧　点
前額部	184	5.5～8	0.6	50
鼻	50～100	8～13	1	100
口　腔[※1)]	27～350	＜ 4.6[※2)]	＜ 3.6[※3)]	7～35
その他の顔面	180	8～9	1.7	約 50
胸　部	196	9～10	0.3	29
前　腕	200	6～7.5	0.3～0.4	23～27
手　背	188	7.5	0.5	14
手　掌	−	1～5	0.4	−
指　背	60～100	7～9	1.7	9～30
指　掌	60～95	2～4	1.6	＞ 100
大　腿	175～190	4～5	0.4	11～13
全身平均	100～200[※4)]	6～23[※5)]	0～3[※5)]	25[※6)] 手掌面では 100～200
全身総数	約 200 万[※4)]	約 25 万[※5)]	約 3 万[※5)]	約 50 万[※6)]

※1) 山田守ほか（1952），※2) Strughold und Porz, 1931），※3) 温面（広い刺激面積の金属棒で決められた範囲）(Rein 1925)，※4) v. Frey (1896)，Strughold (1924)，※5) Sommer (1901)，※6) v. Frey（1899）

表 9　皮膚触−圧覚の二点識別閾（mm）[5)]

舌尖部	1	手背部	31.6
指　頭	1	前腕・下腿	40.6
口　唇	4.5	胸骨部	45.1
鼻	6.8	上　腕	60
頬	11.3	背部正中線	67.1

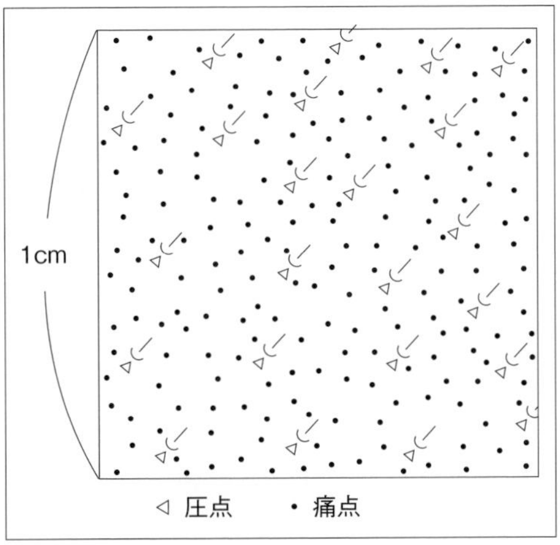

図 2　圧点と痛点の分布 [5)]

ヒト前腕掌側部皮膚 1 cm^2 における分布密度.
圧点に比べて痛点が多い（約 9 倍）のに注意.
（Strughold 1924）

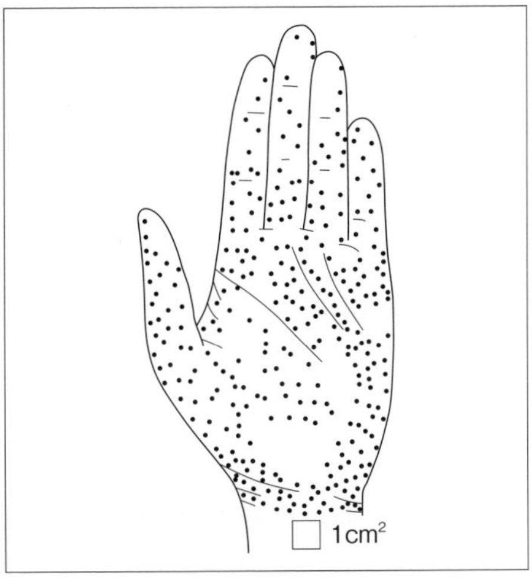

図 3　ヒトの手のひらの冷点の分布 [5)]

冷点は直径 0.1 ～ 1.0 mm の銅線で探した.
（Strughold und porz, 1931）

参考文献

10章　唾液分泌

1）Shannon IL et al. Modified Carlson-Crittenden device for the collection of parotid fluid. J Dent Res 1962；41：778-83.

11章　唾液の性状

1）Bradford MM. A rapid and sensitive method for the quantitation of microgram quantities of protein utilizing the principle of protein-dye binding. Anal Biochem 1976；72：248-54.

14章　味　覚

1）Murray RG. The mammalian taste bud type Ⅲ cell：a critical analysis. J Ultrastruct Mol Struct Res 1986；95：175-88.

2）McBurney DH, Bartoshuk LM. Interactions between stimuli with different taste qualities. Physiol Behav 1973；10：1101-6.

3）Bartoshuk et al. Differences in our sensoryworlds: invalid comparisons with labeled scales. Curr Dir Psychol Sci 2005；14：122-5.

15章　嗅　覚

1）篠　美紀・他．スティック型嗅覚検査法の精度に関する検討．日本耳鼻咽喉科学会会報 2006；109：689-95.

2）斉藤幸子．嗅覚能力と年齢の関係，及び OSIT-J の基準値の検討．におい・かおり環境学会誌 2018；49：349-56.

16章　咀嚼運動と顎反射

1）日本顎口腔機能学会編．新　よくわかる顎口腔機能　咬合・摂食嚥下・発音を理解する．医歯薬出版；2017.

17章　咀嚼能力

1）岩田幸一・他編．基礎歯科生理学．第7版．医歯薬出版；2020.　p.381-3.

2）船越正也・他．歯科衛生士教本　生理．医歯薬出版；1984.　p.179.

18章　嚥下・嚥下反射

1）向井美恵・山田好秋編．歯学生のための摂食・嚥下リハビリテーション学．医歯薬出版；2008．p.86.

2）Netter FH. Atlas of Human Anatomy. 3rd edition. plate49. Icon Learning Systems；2003.

20章　顔面部皮膚・口腔粘膜表面感覚

1）Tamura Y et al. Oral structure representation in human somatosensory cortex. Neuroimage 2008；43（1）：128-35.

資料

1）岩田幸一・他編．基礎歯科生理学．第7版．医歯薬出版；2020.

2）厚生労働省．令和元年国民健康・栄養調査報告.

3）真島英信．生理学．改訂第18版．文光堂；1990.

4）本郷利憲・他編．標準生理学．医学書院；1985.

5）問田直幹．新生理学．第五版．医学書院；1982.

索　引

【編者略歴】

岩《いわ》田《た》幸《こう》一《いち》

1979年　日本大学歯学部卒業
1983年　日本大学大学院修了
2002年　日本大学歯学部教授
2020年　日本大学歯学部特任教授，現在に至る

井《いの》上《うえ》富《とみ》雄《お》

1982年　大阪大学歯学部卒業
1987年　大阪大学大学院修了
2000年　昭和大学歯学部教授
2023年　昭和大学名誉教授
2024年　京都光華女子大学短期大学部
　　　　歯科衛生学科学科長，現在に至る

舩《ふな》橋《はし》誠《まこと》

1989年　岡山大学歯学部卒業
2008年　北海道大学大学院歯学研究科教授
2017年　北海道大学大学院歯学研究院教授，
　　　　現在に至る

加《か》藤《とう》隆《たか》史《ふみ》

1994年　大阪大学歯学部卒業
1998年　大阪大学大学院修了
2005年　松本歯科大学准教授
2008年　大阪大学大学院講師（口腔解剖学）
2016年　大阪大学大学院歯学研究科教授
　　　　（口腔生理学），現在に至る

重《しげ》村《むら》憲《のり》徳《あつ》

1996年　九州大学歯学部卒業
2000年　九州大学大学院修了
2016年　九州大学大学院歯学研究院教授，
　　　　現在に至る

篠《しの》田《だ》雅《まさ》路《みち》

1998年　東北大学歯学部卒業
2003年　名古屋大学大学院修了
2020年　日本大学歯学部教授，現在に至る

小《お》野《の》堅太郎《けんたろう》

1999年　九州歯科大学卒業
2017年　九州歯科大学教授，現在に至る

歯科生理学実習　第2版　ISBN978-4-263-45869-3

2012年2月10日　第1版第1刷発行
2020年4月10日　第1版第8刷発行
2022年3月10日　第2版第1刷発行
2024年1月20日　第2版第2刷発行

編集代表　岩田幸一
発行者　白石泰夫
発行所　医歯薬出版株式会社

〒113-8612　東京都文京区本駒込1-7-10
TEL.（03）5395-7638（編集）・7630（販売）
FAX.（03）5395-7639（編集）・7633（販売）
https://www.ishiyaku.co.jp/
郵便振替番号 00190-5-13816

乱丁，落丁の際はお取り替えいたします　印刷・木元省美堂／製本・皆川製本所